Zahngesund

Dorothea Brandt und Dr. Lars Hendrickson

Zahngesund

Wie Sie ohne Zahnarzt gesund bleiben

Die Wiedergabe von Gebrauchsmarken, Handelsnamen, Warenbezeichnungen u.ä. berechtigt auch ohne gesonderte Kennzeichnung nicht zu der Annahme, dass solche Namen im Sinne der Gesetzgebung als frei zu betrachten wären und von jedermann benutzt werden dürften. Die Inhalte des vorliegenden Buches geben den aktuellen, wissenschaftlichen Stand zum Zeitpunkt der Drucklegung wieder und wurden nach bestem Wissen und Gewissen verfasst. Dennoch kann das Buch keine medizinische Beratung und Diagnose ersetzen. Jeder Leser ist aufgefordert, selbstverantwortlich zu entscheiden, ob und inwieweit er diese Methoden anwendet. Die vorliegenden Informationen können Ihnen helfen, sich auf das Gespräch mit dem Arzt vorzubereiten und Ihnen ergänzende Hinweise liefern. Bei Fragen wenden Sie sich an Ihren Arzt.

Die Deutsche Nationalbibliothek verzeichnet diese Publikation in der Deutschen Nationalbibliografie; detaillierte bibliografische Daten sind im Internet über dnb.d-nb.de abrufbar.

Zahngesund
Wie Sie ohne Zahnarzt gesund bleiben
von Dorothea Brandt und Lars Hendrickson

Kontakt zu den Autoren und dem Herausgeber:
PKpublishing
34, Parc d'Activité Sydrall, BPM 19 53 63
L-5365 Münsbach, Groussherzogtum Lëtzebuerg
E-Mail: pk@pknet.cc
www.zahnarztluegen.de

© 2010 PKassociates Corp. (SC)
Printed in Germany. Alle Rechte vorbehalten.
Umschlagdesign, Satz, Herstellung und Verlag:
Books on Demand GmbH, Norderstedt
Coverfoto: © ExQuisine – Fotolia.com
ISBN: 978-3-8391-5715-2

Inhalt

„Der letzte Grund des Widerstandes gegen eine Neuerung in der Medizin ist immer der, dass hundertausende Menschen davon leben, dass etwas unheilbar ist, denn das Gesetz des ökonomischen Egoismus ist stärker als jede Humanitätsidee."

Prof. Dr. med. Friedrich Franz Friedmann

Über die Autoren:

Dorothea Brandt studierte Journalismus in Berlin und ist seither als freie Journalistin und Autorin tätig. Als Fachjournalistin für Medizin spezialisierte sich Dorothea Brandt auf Verbraucher- und Gesundheitsthemen mit zahlreiche Veröffentlichungen in namhaften, internationalen Medien. Dorothea Brandt ist verheiratet und lebt mit ihrem Mann im Ausland.

Dr. Lars Hendrickson studierte Medizin und Zahnmedizin in Europa und den USA. Der Arzt und Zahnarzt praktizierte als Facharzt für Kinder- und Jugendheilkunde in eigener Praxis. Ein erfahrener, medizinischer Insider, der unter anderem an Projekten für die Weltgesundheitsorganisation (WHO) mitwirkte und für skandinavische Ministerien und Gesundheitseinrichtungen tätig war. Durch zahlreiche internationale Fachveröffentlichungen und Vorträge genießt Hendrickson auch unter Kritikern höchstes Ansehen für seine kritische, ehrliche und couragierte Auseinandersetzung mit der heutigen Medizin. Zahnarzt Hendrickson bezeichnet die moderne Zahnmedizin als heillos und fordert einen Strategiewechsel. „98 % meiner zahnärztlichen Kollegen sind Abzocker".

Vorwort

Max Planck zufolge brauchen Irrlehren in der Wissenschaft fünfzig Jahre, bis sie durch neue Erkenntnisse abgelöst werden, weil nicht nur die alten Professoren, sondern auch deren Schüler aussterben müssen. In Deutschland entpuppte sich der Therapieansatz der Zahnmedizin erst in den 80er Jahren als totale Fehlsteuerung. Die Mundgesundheit der Menschen war katastrophal und die Bundesrepublik war Weltmeister in der Kariesverbreitung. Der flickende therapeutische Ansatz war Ausdruck einer Irrlehre, die zu einem stetigen Anstieg der Nachfrage nach zahnärztlicher Versorgung führte. Dreißig Jahre danach sieht die Welt ein wenig besser aus: Karies bei Kindern ging leicht zurück. Nur bei Erwachsenen verändert sich fast nichts, denn noch immer befällt die Zahnfäule ihre Kauleisten. 14,5 Zähne sind in dieser Altersgruppe heute kariös, gefüllt oder fehlen. So sieht es aus, wenn Zahnärzte mit Füllungen nur die Löcher im Zahn behandeln, nicht aber die Krankheitsursache.

Obwohl der amerikanische Arzt und Wissenschaftler Willoughby D. Miller schon vor über einhundert Jahren entdeckte, dass Bakterien Karies auslösen, entwickelten Zahnmediziner ihre Füllungstherapie weiter – ohne einen Blick auf andere Therapiemöglichkeiten zu werfen. Seitdem hat sich diese Irrlehre zur einzigen Behandlung gegen die Zahnkaries entwickelt. Mit dieser Reparatur der Reparatur werden Zähne aber nicht gesund: Wenn die Diagnose 85 Millionen Mal im Jahr Karies lautet, dann wird rund die Hälfte der kranken Zähne in den Zahnarztpraxen zum ersten Mal gefüllt. Die andere Hälfte sind alte, undichte Füllungen, die durch neue ersetzt werden müssen. Solche Sekundärkaries ist weltweit die häufigste Ursache für den Austausch

9

von Füllungen.[1] Mit der Reparatur an der Reparatur werden Patienten offensichtlich nicht gesund.

Wie weit dieser flickende und nachsorgende Therapieansatz noch immer zur Behandlungsphilosophie gehört, darüber gibt die Zahl der Zahnbetterkrankungen Aufschluss. Der vierten deutschen Mundgesundheitsstudie zufolge leiden immer mehr Menschen an Parodontitis – eine Entzündung, die von Bakterien ausgelöst wird und den Zahnhalteapparat so stark schädigen kann, dass die Zähne irgendwann ausfallen. Dass genau das durch Karies eines Tages sowieso passieren wird, scheint als unheilvolles Bild in den Köpfen der Patienten zu schlummern. Dieses Buch erzählt von einem Protest von Ärzten und Wissenschaftlern, die das ändern wollen. Das zweite Kapitel zeigt etwa, dass eine zahngesunde Ernährung Karies nicht nur vorbeugen, sondern sogar stoppen kann. Mit diesem therapeutischen Ansatz können Zähne ein Leben lang gesund bleiben.

Nachdem das Buch „Zahnarztlügen" einen Nerv getroffen hat, der bei vielen den Wunsch geweckt hat, genau das zu erreichen, zeigt „Zahngesund" nun, wie das funktioniert. Jeder kann mit diesen Tipps von einer lebenslangen Patientenkarriere im Zahnarztstuhl loskommen und sich vor Karies und Parodontitis schützen. Im Gegenzug täuscht die Füllungstherapie nur darüber hinweg, dass Karies gestoppt ist. Nach der Behandlung beim Zahnarzt verbleiben Milliarden Bakterien weiter im Mund, die sich mit kariogenen Lebensmitteln rasend schnell vermehren und Zucker heiter zu Säuren vergären. Sie befallen dann entweder neue Zähne oder Bakterien nisten sich unter Füllungen ein. Haushaltszucker ist dabei der größte Zahnkiller, von dem sich Kariesbakterien mit Vorliebe ernähren.[2] Wenn diese Nahrung durch Randspalten der Füllung in die Tiefe gelangt, dann beginnt ein Teufelskreis.

Eine wachsende Zahl von kritischen Stimmen sieht in den Behandlungsmethoden der modernen Zahnmedizin deshalb nur eine heillose Schadensbegrenzung, obwohl Karies nach aktuellem Stand der Wissenschaft vollständig vermeidbar und heilbar wäre. Mit Xylit statt Zucker sinkt das Kariesrisiko auf Null. Dieser süße Rettungsanker wird in Finnland schon seit Jahren in der Kariesprophylaxe eingesetzt.

Als Barbiere und mehr oder weniger handwerklich begabte Menschen noch bis Anfang des 20. Jahrhunderts Zähne ohne Betäubung zogen, gab es keine solch revolutionären Möglichkeiten, um zahngesund zu bleiben.

Erschreckend ist, dass der Begründer der bakteriellen Kariestheorie Willoughby D. Miller bereits Ende des 19. Jahrhunderts in der Vorsorge einen ähnlichen Weg zu gesunden Zähnen sah: Er empfahl eine Kombination aus sorgfältiger Zahnpflege, einer Einschränkung zahnschädigender Genussmittel und die Hemmung des Bakterienwachstums mittels antibakterieller Wirkstoffe. Die Forschungen von Miller sind auch heute noch unstrittige Lehrmeinung und er würde sich wohl im Grabe umdrehen, wenn er wüsste, wie konsequent seine Empfehlungen ignoriert werden. Wie konnte sich in der Zwischenzeit eine „Zahnheilkunde" entwickeln, die genau das Gegenteil macht?

Seit 1920 ist die Zeit der Zahnbrecher eigentlich offiziell vorbei. Seitdem müssen Zahnärzte in Deutschland ausgebildet sein. Trotzdem verteidigte die Zahnärzteschaft ihre zahnbrecherischen und flickenden Methoden bis zur dunkelsten Stunde der Zahnmedizin hinauf in die 80er Jahre. Dann begann eine öffentliche Diskussion um Vorsorge und Qualität in der Zahnheilkunde. Doch die Behandlungsphilosophie hat sich kaum verändert. Zahnärzte sind noch immer vielfach nur Flickschuster, die eine Vorsorge prophylaktisch als völlig unpraktikabel abtun. In dieser Weise meldeten sich hunderte Zahnärzte nach dem Buch „Zahnarztlügen" zu Wort und machten ihren Standpunkt unmissverständlich klar: Xylit sei zu teuer, Chlorhexidin mache Verfärbungen und kein Mensch sei dazu bereit, seine Gesundheit selbst in die Hand zu nehmen. Mich selbst überzeugt diese Heuchelei nicht im Entferntesten: Die Prophylaxe mit Xylit kostet einen Patienten 10 Cent am Tag, antibakterielle Mundspülungen gibt es mittlerweile mit Antiverfärbungssystem und eine zahngesunde Ernährung ist nicht annähernd so eine Herausforderung, wie es Zahnärzte immer wieder behaupten. Unabhängig davon, wie sehr sich Zahnmediziner gegen die

Einsichten in diesem Buch wehren und Sie verunsichern: Geben Sie Ihren Zähne eine Chance!

Dorothea Brandt

„Was macht man sich aus der Liebe der ganzen Menschheit, wenn man Zahnweh hat."

(Theodor Fontane)

Kapitel 1

Warum Sie Karies haben

Dem englischen Ernährungswissenschaftler John Yudkin zufolge ist Zucker – polemisch ausgedrückt – «rein, weiß und tödlich».[1] Während das weiße Gold im Mittelalter noch als Heilmittel gehandelt wurde, avancierte Zucker später zum genussvollen, verführerischen Statussymbol. Heute hat sich das ins Gegenteil verkehrt: Zucker steht als Suchtmittel, Krankmacher und Dickmacher ganz oben auf der Liste der ungesunden Lebensmittel. Das liegt in erster Linie wohl nicht nur am Zucker selbst, sondern an der Menge. 35 Kilogramm vertilgen wir durchschnittlich pro Kopf und Jahr; im Laufe des Lebens sind das unglaubliche 2,5 Tonnen.[2] So sieht es also aus, wenn die Dosis das Gift macht.

Zahnärzte verdienen ihr Geld mit dieser süßen Versuchung, der wir nur ganz schwer widerstehen können. Den edlen Pralinen, dem leckeren Sahnekuchen, der feinen Nougat-Schokolade, den herrlichen Sahnebonbons und den verführerischen Lebkuchenherzen sei Dank, dass Zahnärzte viel Arbeit mit ihren karieskranken Patienten haben. Den ganzen Leckereien verdanken wir nämlich unsere kranken Zähne. Denn hinter diesen schwarz-braunen Löchern stecken Bakterien, die sich in einem klebrigen Belag an die Zähne heften und Zucker zu Säuren vergären. So entsteht Karies. Diese unsichtbaren, kleinen Keime zerstören zuerst den Schmelz, danach das Zahninnere, und wenn die Bakterien am Ende den „Nerv" befallen, dann schmerzt der Zahn. Genau jetzt verlieren sich wohl viele in dem Gedanken und dem Wunsch, die Zeit zurückdrehen zu können. Denn jetzt rächt sich die süße Verführung mit klopfenden, hämmernden, beißenden, pochenden Zahnschmerzen und einem Termin beim Zahnarzt. Bei mehr als der Hälfte der Deutschen perlt dann der Angstschweiß über das schmerzverzogene Gesicht. Viele von ihnen schieben Termin für Termin vor sich her. Im nächsten Schritt gehen rund fünf bis zehn Prozent der Flickerei beim Zahnarzt ganz aus dem Weg.[3] Dabei leidet so gut wie jeder an der Zivilisationskrankheit Karies. In Deutschland sind es 95 Prozent.

Viele solcher Volksleiden wie Karies entstehen, weil sich der Mensch durch die Zivilisation verändert hat. Genauer gesagt: Die Ernährung hat sich so stark verändert, dass der menschliche Körper mit diesem Fortschritt nicht Schritt halten kann. Der Evolutionsforscher Daniel Lieberman spricht deshalb von einer Miss-Evolution: „Ob Plattfüße, Schlaganfall oder Osteoporose – wir erfinden Einlagen, Operationen und Pillen, um mit diesen Erkrankungen leben zu können, dadurch entfernt sich unsere Kultur aber nur noch weiter von jener Lebensweise, für die unser Körper gemacht ist."[4] Auch unsere Zähne sind davon betroffen. Die widernatürliche Ernährung voller Industriezucker macht Karies zur teuersten, ernährungsbedingten Infektionskrankheit. Sie verursacht Jahr für Jahr allein in Deutschland Behandlungskosten von etwa 12 Milliarden Euro.[5] Der Rübenzucker als Treibstoff der Bakterien hat die Zahnfäule damit zum Volksleiden Nummer eins und zur Volksseuche gemacht.

Dieses Zusammenspiel von Zucker und Kariesbakterien ist also der Grund dafür, warum Sie an Karies leiden. Schon vor über einhundert Jahren entdeckte der amerikanische Wissenschaftler Dr. Willoughby D. Miller, diese kleinen, zuckerliebenden „Tierchen" im Zahnbelag. Während in den 50er Jahren aber trotzdem noch mehrere Kariestheorien parallel kursierten, entwickelten und perfektionierten Zahnärzte ihre Füllungstherapie nach der Devise »alter Mist raus, neuer Mist rein«. Noch bevor Zahnärzte also die Ursachen der Zahnkaries wirklich kannten, behandelten Zahnbrecher ihre Patienten mit dem Rosenbohrer. Sie begannen die kranken Zähne zu flicken und zu reparieren wie Flickschuster und Zahnklempner. Seitdem verdienen 66.000 Zahnärzte in Deutschland Milliarden an der Reparatur der Reparatur. Weil Zahnmediziner seit jeher nur den sichtbaren Teil der Krankheit behandeln, bleiben die Ursachen unbehandelt. Die Krankheit bleibt.

Was dem einen sein Brot bringt, nimmt dem anderen aber seine Gesundheit. Trotz moderner Zahnmedizin ist immerhin fast jeder krank. Nur fünf Prozent der Deutschen haben keine Karies.[6] Diese Bilanz offenbart eine heillose Zahnheilkunde: Ein Zahnmediziner ist ein Zahnklempner, der den Verfall der Zähne nur flickend begleitet, repariert, an den Zähnen herumdoktert und so lange daran herummurkst, bis die Zähne irgendwann ausfallen. Die Zahnmedizin hält uns mit diesen heillosen Therapiemethoden krank. Während der Zahnarzt eine wuchtige Füllung auf den nackten und ausgehöhlten Zahn klebt, bleibt der Zahn krank. Unter der Füllung tummeln sich weiter krankmachende Keime. Bakterien kleben sich an den Zahnfleischrand, sie setzten sich in die Füllungsränder und tummeln sich millionenfach trotz Füllung weiter im Mund. Das macht die Zahnheilkunde zu einer Zunft, die nur die „Diagnose" Karies und deren Symptome behandelt. Genau deshalb haben Sie Karies.

Spätestens, wenn der Zahnarzt dann ein Loch im Zahn findet und nicht darum bemüht ist, ein Zweites zu verhindern, fällt eines auf: Zahnärzte werden nach dem Motto „bohren, füllen, berechnen" zu Behandlern und nicht zu Gesundheitserhaltern ausgebildet. Wer im Wartezimmer einer Zahnarztpraxis ohne großes präventives Leistungsangebot sitzt, wartet deshalb vergeblich auf Heilung. Im Gegenteil: Heilung ist in diesem System gar nicht vorgesehen. Den Grundstein dazu legt jeder Zahnarzt, der die Selbstheilungskräfte des Körpers, antibakterielle Mittel und eine zahngesunde Ernährung ignoriert. Dabei will kein Medicus den Schwarzen Peter für die erschreckende Bilanz, dass so gut wie jeder an Karies leidet. Zahnärzte stehlen sich lieber mit der Rechtfertigung aus der Verantwortung, dass Patienten Karies selbst verschulden. Und sie ruhen sich auf ihren Lorbeeren aus.

So kritisiert Dr. Janusz Rat, Vorsitzender des Vorstands der Kassenzahn-ärztliche Vereinigung Bayerns (KZVB), beispielsweise auf dem Vertrags-zahnärztetag 2010, dass viele die Erfolge der Zahnärzte bei der Prävention bislang nicht ausreichend honorierten. „Indem wir Karies und Parodon-titis reduzieren, leisten wir einen enormen Beitrag zur Kostensenkung im Gesundheitswesen." In dieser Weise wiegeln Standesvertreter ab.[7]

Erstmals stellte sich in der vierten Mundgesundheitsstudie zwar tat-sächlich ein leichter Rückgang der Karies bei Erwachsenen heraus. Im Durchschnitt sind in der Altersgruppe der 35- bis 44-Jährigen aber im-mer noch 14,5 Zähne entweder kariös, gefüllt oder fehlen bereits.[8] Und schlappe 95 Prozent der Deutschen leiden an Karies. Schlimmer könnte die Verbreitung also kaum sein. Und Zahnbetterkrankungen haben in den letzten Jahren sogar noch zugenommen. Demnach leidet fast ein Viertel der Erwachsenen in Deutschland an einer schweren Parodonti-tis.[9] Die Ursache für solche Entzündungen sind wieder Bakterien in der Mundhöhle. Sie bilden Beläge auf den Zähnen und reizen das Zahnfleisch durch Gifte aus ihrem eigenen Stoffwechsel. Besteht die Infektion mit bestimmten Bakterien für längere Zeit, dann entsteht eine Parodontitis. Das Zahnfleisch ist dann kirschrot statt rosa, blutet leicht, irgendwann wackeln die Zähne und fallen schließlich aus. Das Heimtückische daran ist, dass die schwere Entzündung keine Schmerzen verursacht. Viele be-merken sie deshalb erst sehr spät.

Die mangelnde Aufklärung leistet solchen Krankheiten zusätzlich Vor-schub. So konnten in einer repräsentativen Befragung mehr als 60 Prozent der gut eintausend Befragten spontan keine Folgen der Parodontitis wie Zahnverlust benennen. Fast 70 Prozent ist der Zusammenhang zwischen unzureichender Mundhygiene und ihrer Entstehung nicht klar.[10]

So haben ausgerechnet mittelschwere und schwere Zahnbetterkran-kungen bei Erwachsenen und Senioren seit der vorletzten Mundgesund-heitsstudie von 1997 um 27 Prozent zugenommen.[11] Die Gesellschaft für Parodontologie meldet sogar, dass 80 bis 90 Prozent der Deutschen unter Zahnfleischentzündungen leiden. Diese Zahlen zeigen, dass es nicht gut um unser Zahnfleisch bestellt ist.

Und es zeigt gleichzeitig, dass die Zahnärzteschaft Erfolge hochjubelt, die es eigentlich nicht gibt. Während sich die Mundgesundheit von Kindern seit den 80er Jahren sprunghaft verbessert hat, bleiben diese Erfolge in den Kinderschuhen stecken und lassen sich nicht ins Erwachsenenalter mitnehmen. Bei Erwachsenen gibt es die bejubelten Erfolge also überhaupt nicht und bei Kindern sind sie weniger der Zahnmedizin zu verdanken, als vielmehr der verbesserten Mundhygiene durch fluoridierte Zahnpasten sowie Gesundheitserziehung in Kindergärten und Schulen. Dieser Kariesrückgang bei Kindern täuscht darüber hinweg, dass die Vorsorge bei Erwachsenen versagt. Und weil es an Vorsorge fehlt und an Aufklärung mangelt, leiden Sie an Karies oder vielleicht sogar an Parodontitis.

Dessen ungeachtet haben viele Menschen Karies aufgrund der Irrtümer und Trugschlüsse, die nach und nach in die Zahnheilkunde eingewandert sind. So lassen sich die Zwischenräume und Fissuren mit der Zahnbürste überhaupt nicht erreichen. Ausgerechnet in diesen Furchen auf den Backenzähnen entwickelt sich Karies am häufigsten. Auf den gut zugänglichen Glattflächen entsteht durch die Selbstreinigung des Speichels so gut wie nie Karies. Diese Fissuren zerfurchen den Zahn wie tiefe Krater und bleiben für die Borsten der Zahnbürste deshalb unabhängig von der Putztechnik unerreichbar. Die Bürste bleibt auch in den Füllungsrändern und Zahnzwischenräumen nutzlos. Hier und in den Furchen auf den Backenzähnen entwickelt sich aber am häufigsten Karies, denn der Großteil aller krankmachenden Keime sitzt zwischen den Zähnen und in den Fissuren. Also genau dort, wo die Bürste nicht hinkommt. Bei Kindern und Jugendlichen tritt Karies bis zu 90 Prozent in den Fissuren auf.[12] Etwa die Hälfte aller Zähne sind so zerfurcht, dass die Reinigung mit der Zahnbürste nicht möglich ist.[13] Zähneputzen kann Fissurenkaries und Zahnzwischenraumkaries deshalb nicht verhindern. Als Zahnärzte vor zwanzig Jahren zu dieser Erkenntnis gelangten, glaubten sie gleichzeitig in Fluorid ein Allheilmittel gegen Karies gefunden zu haben. Daneben soll die Zahnseide Patienten vor Zahnfäule schützen. Studien zeigten aber, dass antibakterielle Mundspülungen weitaus besser vor Munderkrankungen schützen können, als der seidene Faden.[14]

Kein Wunder: Bis heute gibt es keinen einzigen wissenschaftlichen Beleg für einen großen Nutzen der Zahnseide. Im Gegenteil, wer den Faden mit zu viel Kraft und Druck gegen das Zahnfleisch presst, verletzt sich damit. Immer öfter beobachten Zahnärzte zudem, dass sich ihre Patienten den Zahnschmelz zwischen den Zähnen „wegsäbeln". Wehe denen, die all das falsch gemacht haben. Wenn dann noch Wachsreste zwischen den Zähnen kleben bleiben, dann können sich Bakterien noch leichter zwischen den Zähnen festhalten. Das Ende dieser tragischen Geschichte ist Zahnzwischenraumkaries, obwohl genau das verhindert werden sollte. Während die Zahnseide ein Lügenmärchen ohne Happy End ist, sind es genau solche Skandale, die von Zahnärzten unter Verschluss gehalten werden. So ahnt kein Patient die schockierende Wahrheit. Wer seine Zähne immer putzt, verliert sie nämlich früher oder später trotzdem – mit einem frischen Pfefferminzgeschmack im Mund. Der frische Atem schützt nicht vor Karies oder anderen Krankheiten und so „muss" fast jeder ein Leben lang zum Zahnarzt.

Jener hat unser Verständnis von Zahngesundheit und Heilung zu seinen Gunsten durcheinandergebracht. Der Trick der Zahnärzte funktioniert so: Sie machen Ihren Patienten weis, dass Karies ein unabwendbares Schicksal ist. Sie verschweigen die Selbstheilungskräfte des Körpers. Sie unterschlagen seit Jahrzehnten bekannte antibakterielle Wirkstoffe wie Chlorhexidin, die Karies fast vollständig verhindern.[15] Sie vernebeln auch, dass eine zahngesunde Ernährung viel einfacher ist, als viele denken. Und sie verbergen natürlich, dass die Zahnmedizin eine reine Flickerei ist, die sich so in den Alltag eingebürgert hat, dass wir wiederum glauben, die Zähne gehen eines Tages sowieso verloren. Deshalb leidet so gut wie jeder an Karies und deshalb haben Sie Karies. Der größte Erfolg der Zahnheilkunde entpuppt sich dabei gleichzeitig als größtes Ablenkungsmanöver: Obwohl Karies bei Kindern auf dem Rückmarsch ist, haben nur wenige Kinder ein kariesfreies Gebiss.

Das ganze Übel begann, als ein Berliner Chemiker die Runkelrübe als Zuckerquelle entdeckte. Als der Zuckerpreis später fiel, war das weiße Gold nicht mehr nur den sozialen Eliten vorbehalten. Seitdem leiden die Menschen in Europa an Karies. Zuvor war es eine typische Oberschichtenkrankheit.

Inzwischen wird die Liste an süßen Leckereien scheinbar jeden Tag länger, in vielen herzhaften Lebensmitteln versteckt sich Zucker und wir leben heute so, als hätte es nie eine Zeit ohne Rübenzucker gegeben. Drei Kilogramm Zucker essen wir durchschnittlich pro Monat. Dieser hohe Zuckerkonsum verursacht nicht nur Karies und Parodontitis. Er sorgt für Übergewicht, Diabetes und Fettleibigkeit. Er fördert Pilzbefall und stört unser Hormongleichgewicht, wir werden träge, dick und antriebslos. Zuckerfressende Bakterien lösen zudem Zahnfleischerkrankungen aus. Diese erhöhen das Risiko für Frühgeburten, verdoppeln das Risiko eines Schlaganfalls und verdreifachen das Risiko eines Herzinfarktes. Sie verursachen zudem Lungenerkrankungen wie Bronchitis oder Lungenentzündungen.

Die Universität von Minnesota konnte nachweisen, dass exakt jene »Zahnfleischbakterien«, dieselben sind, die später direkt oder indirekt das Herz oder die Arterien angreifen und zu einem tödlichen Herzinfarkt führen können.[16] Diese Keime befallen zuerst das Zahnfleisch und gelangen dann in den gesamten Blutkreislauf. Und als wenn das alles noch nicht reichen würde: Auch Krebszellen ernähren sich von Zucker. Vor mehr als 80 Jahren entdeckte der Arzt und Nobelpreisträger Otto Heinrich Warburg, dass Krebszellen Zucker verbrennen. In aktuellen Laborversuchen wuchsen zuckervergärende Krebszellen unter zuckerarmen Bedingungen wesentlich schlechter.[17] Dabei haben aggressive, metastasierende Tumorzellen einen ganz besonderen Stoffwechsel – sie verbrennen Zucker nicht wie andere Zellen, sondern vergären ihn. Kristallzucker kann also tatsächlich „rein, weiß und tödlich" sein, so wie es der englische Ernährungswissenschaftler John Yudkin vor Jahrzehnten auf den Punkt brachte.

Wenn Zahnärzte auf Fachtagungen „gesund beginnt im Mund" sagen, dann bedeutet das, dass sie diesen Einfluss des Zuckers und eines kranken Mundes auf den Körper kennen. So, als ob es vollkommen in Ordnung wäre, das Problem zu erkennen und nichts dagegen zu unternehmen. Und so, als ob es kein niederschmetternder Schlag in die Magengrube wäre, wenn sich Zahnärzte seit einigen Jahren für eine neue offizielle Berufsbezeichnung einsetzen und sich gegen das Wort „Zahnarzt" verwehren. Um ihre Zeit darin zu investieren, sich selbst als „Arzt für Zahn-, Mund- und Kieferheilkunde" in das öffentliche Bewusstsein zu prägen. So, als ob es keine Schande wäre, hinter verschlossenen Türen über Praxismarketing, Honorarforderungen und Gesundheitsreformen zu sprechen, über die Irrtümer in der Zahnheilkunde und über ästhetische Zahnmedizin zu fachsimpeln, anstatt die Krankheit Karies zu heilen. Zahnärzte stellen stattdessen Konferenzen mit anderen Weißkittelträgern unter Mottos wie „Humanmedizin und Zahnmedizin als Einheit" und begründen das damit, dass der Zahnarzt die am häufigsten aufgesuchte Arztgruppe neben dem Hausarzt ist – das sagt doch schon alles. Warum gibt es keine Fachtagungen mit dem Thema „Wie befreien wir die Menschheit von Karies und Parodontitis"?

Die Zahnmedizin befreit uns nur von den Schmerzen, die diese beiden Krankheiten verursachen. Die Schmerzbehandlung und das gefüllte Loch täuschen dann darüber hinweg, dass Zahnärzte nur einen geringen Einfluss auf die Mundgesundheit haben. Der magere Beitrag der Zahnmedizin lässt sich auch nicht dadurch steigern, dass der Patient dank Füllungen und Kronen vielleicht länger mit den »eigenen« Zähnen durchs Leben gehen darf. Füllungen, Inlays, Onlays, Kronen, Brücken und Implantate sind kein Segen für eine vollkommen vermeidbare Krankheit.

„Nach jetzigem Stand der Wissenschaft kann Karies vollständig verhindert werden", bestätigt Professor Kauko Mäkinen von der Universität Turku in Finnland.[18] Er forscht seit über 30 Jahren an einem natürlichen Zuckeraustauschstoff, der anders als raffinierter Zucker keine Karies verursacht, sondern der Erkrankung vorbeugen kann. Ohne Zucker und mit solch süßen Alternativen kann die Zahnkaries dann sogar wieder heilen. Bei Urvölkern zeigt sich der Umkehrschluss: Je weiter sie sich von ihren naturbelassenen Lebensmitteln entfernen und je mehr sie sich einer westlichen Ernährung mit raffiniertem Zucker annähern, umso öfter leiden sie an Zahnerkrankungen. Auf einer kleinen Insel im Atlantik gab es lange keine löchrigen Zähne, bis Zucker als Nahrungsbestandteil in die Esskultur einwanderte. Ohne Kristallzucker können Zähne dann wieder heilen: Während des Zweiten Weltkrieges gab es europaweit so wenig Zucker, dass die Zahnkaries stark zurückging.[19]

Damals bot diese Erkenntnis keinen Anlass, die Ernährung in den Mittelpunkt der Vorsorge zu stellen. Die Zahnbürste war von da an die Wunderwaffe Nummer eins gegen Karies. Seit dem Zweiten Weltkrieg putzen sich die Menschen in Deutschland ihre Zähne. Und trotzdem muss jeder zum Zahnarzt und jeder hat eine lebenslange Patientenkarriere vor sich. Dabei gab es Zeiten, da wäre ein zahnärztlicher Berufsstand im heutigen Umfang mit 66.000 Zahnärzten unmöglich gewesen. Im frühen Mittelalter beispielsweise war Karies nur zu einem geringen Prozentsatz in der Bevölkerung verbreitet. Heute ist diese Krankheit zur Existenzgrundlage für jeden Zahnmedicus geworden. Ist es deshalb unsere Patientenpflicht, weiter an Karies zu leiden und krank zu bleiben? Der Autor eines Leitartikels im Deutschen Ärzteblatt konstatierte: »Das im Gesundheitssystem erbrachte Leistungsspektrum orientiert sich primär – völlig zu Recht – an den wirtschaftlichen Überlebenschancen der Leistungserbringer und nicht an den Bedürfnissen der Leistungsnehmer.«[20]

Diese Hintergründe machen klar, warum Zahnärzte denken, ein Recht auf ihre Einnahmequelle und auf ihre kranken Patienten zu haben. Angesichts dieser materiellen Wucht ist ein Patient unbedeutend und klein. Seine Zähne sind noch unbedeutender und noch kleiner. Seine Krankheit Karies zerfrisst seine Zähne. Na und? Selbst schuld. Für die meisten Zahnärzte ist der Fall ganz klar. Ihrer Ansicht nach haben Patienten ihre Krankheit selbst verschuldet, die ungezügelte Völlerei und die Nachlässigkeit gegenüber sich selbst machen die Zähne krank. Noch mehr Süßkram, noch mehr Zuckerwatte, noch mehr Pralinen musste die karieskranke „Mundsau" seit dem letzten Termin vertilgt haben. Das nehmen Zahnärzte verachtend zur Kenntnis. Um dann noch schneller, noch hektischer und noch unpersönlicher den Rosenbohrer in Stellung zu bringen – das schwere Geschütz.

Anstatt mit einer echten, ehrlichen Ernährungsberatung den Kranken zu heilen, schleusen Schnellbohrer ihre Patienten im Sinne einer Massenabfertigung über die Behandlungsstühle. Der Zahnarzt beugt sich dann vielleicht mit diesen Worten über den Patienten: „Naschen Sie viel? Nein, nicht? Mmh, das sieht nicht gut aus." Und dann, beim nächsten Patienten dasselbe von vorne: „Naschen Sie viel? Nein, nicht? Mmh, das sieht nicht gut aus." Für Prophylaxe bleibt keine Zeit. Zahnmediziner sehen darin sogar eine Art Fortschrittsfalle. Mit Prävention ließen sich Zahnarztpraxen nicht kostendeckend führen. Und die Kassen finanzierten obendrein lieber die teuren Reparaturarbeiten statt Vorsorge. So lautet der Vorwurf der Zahnärzteschaft. Die gesetzlichen Kassen weigern sich nämlich den kosmetischen Schnickschnack namens professionelle Zahnreinigung (PZR) zu bezahlen. Eine solche PZR ist einer der größten Etikettenschwindel der Zahnmedizin, denn sie kann Patienten weder vor Karies noch vor Parodontitis schützen. Denn nach nur 24 Stunden sind die bakteriellen, krankmachenden Bakterien wieder auf den Zähnen und auf dem Zahnfleischrand.

Durch solche halbherzigen Vorsorgemaßnahmen beschränkt sich das Erfolgsmodell Zahnmedizin auf den Wirtschaftsfaktor, es lässt die Gesundheit außen vor. Trotz besserer Zahnpflege lautet die Diagnose 85 Millionen Mal im Jahr Karies. Dem stehen Zahnärzte entgegen, die glauben, ihren Patienten sehr viel zu nützen, wenn sie ihrer Krankheit mit Karies einen Namen geben, um den zerstörten Teil der Zähne dann mit Komposit oder Amalgam zu stopfen. Das Gewerbe, das Geschäft und der Kommerz treten an die Stelle des Heilers und Helfers, der zum Teil sogar zum Quertreiber geworden ist.

Ein Beispiel: Im Bayerischen Zahnärzteblatt steht über die Frage, ob eine Zuckerreduktion oder aber Zahnreinigung unter Anweisung mit fluoridierter Paste wirksamer das Kariesrisiko senke, Folgendes: „Bei niedriger und mittlerer Plaquebesiedelung bleibt das Kariesrisiko gleich hoch, unabhängig davon, ob der Zuckerkonsum niedrig, mittel oder erhöht ist. Bei hoher Plaquebesiedelung jedoch bewirkt ein gesteigerter Zuckerkonsum einen deutlichen Anstieg des Kariesrisikos."[21] Mit solchen Aussagen wirft nicht nur die Standespresse Nebelkerzen in die Öffentlichkeit, sondern auch Zahnärzte selbst verunsichern damit ihre Patienten. Dabei heißt der Auszug aus dem Zahnärzteblatt im Klartext: Gibt es keine oder nur wenig Bakterien, dann macht Zucker nichts aus. Und gibt es Bakterien, dann ist das Kariesrisiko durch einen hohen Zuckerkonsum hoch. Da fast jeder an Karies leidet, hat aber auch so gut wie jeder Bakterien im Mund.

Seitdem Fluoride als Schadensbegrenzung diesen hohen Zuckerkonsum ausgleichen müssen, gerät Ernährungsberatung immer weiter in den Hintergrund. Es ist ganz einfach leichter auf Fluorid zu vertrauen, als lieb gewonnene Ernährungsgewohnheiten zu ändern. Auf Dauer entlarven sich die Schwächen dieser Strategie recht schnell von selbst. Denn trotz Fluorid leidet fast jeder Europäer an Karies. Das liegt wohl auch daran, dass Fluorid zwar die Abwehrfaktoren und die Widerstandsfähigkeit gegen die Zahnfäule stärkt, aber keine Ursachen bekämpft. Irgendwie ist es deshalb nur ein Trostpflaster: Einerseits verlangsamen Fluoride das Entstehen und das Fortschreiten von Karies. Auf der anderen Seite zögern wir den Zahnverlust damit nur hinaus und gewinnen dementsprechend Zeit. Genau deshalb verschleppen Fluoride nur das Loch im Zahn, einen Schutz vor Zahnfleischerkrankungen bieten sie ohnehin nicht.

Der Nutzen der Fluoride sieht im richtigen Leben dann so aus: Kaum jemand hat ein kariesfreies Gebiss, selbst Kinder nicht. Zwischen 35 und 45 sind 14,5 Zähne entweder kariös, gefüllt oder fehlen ganz. Seit den 80er Jahren werden Fluoride in der Kariesprophylaxe eingesetzt. In der Zwischenzeit haben 12-Jährige weitaus weniger kariöse Zähne als noch vor 20 Jahren. Und obwohl der Zuckerkonsum von 1987 bis 1994 in Europa auf 40 Kilogramm pro Jahr und Kopf anstieg, ging die Karies bei Kindern gleichzeitig zurück. Fluorid muss wohl als Grund für diese paradoxe Entwicklung zitiert werden. Dabei steht eines seit Jahrzehnten fest: Je mehr Zucker, desto mehr Karies. Der Kariesbefall der Bevölkerung steigt und fällt mit dem Zuckerkonsum. Während des Zweiten Weltkrieges und in den ersten Nachkriegsjahren war raffinierter Rübenzucker rationiert, er war den Menschen mit Lebensmittelmarken zugeteilt. Zwangsweise änderte sich die Ernährung so, dass der Zuckerkonsum drastisch zurückging. Parallel zu diesen veränderten Ernährungsgewohnheiten, ging auch Karies stark zurück. Zunächst verbesserte sich die Zahngesundheit. In den 50er Jahren war Zucker aber als Massenartikel wieder an jeder Ecke zu haben, die Kriegsjahre und die Zeit des Rationierens waren vorbei. Jetzt litten wieder genauso viele Menschen an der Zahnfäule wie vor dem Krieg. Seitdem hat der Wohlstand in Europa Einzug gehalten. Im Vergleich zu den Industrienationen leiden Menschen in Entwicklungsländern kaum an Karies. Das zeigen Erhebungen der WHO zur Verbreitung und Häufigkeit des Kariesbefalls.

Obwohl solche Daten, etliche Studien und Untersuchungen den unwiderlegbaren Zusammenhang zwischen Karies und Ernährungsgewohnheiten immer wieder bestätigt haben, bagatellisieren viele Zahnärzte die zerstörerische Wirkung des Zuckers. Mit ausreichend Fluorid sei Karies kein Problem. Sie relativieren den Einfluss des Zuckers auf Zahnkrankheiten und beschränken sich auf den Hinweis, klebrige Süßigkeiten zu vermeiden. Und die Packung Pralinen auf einen Schlag zu vertilgen, „damit die Häufigkeit der Zuckeranwesenheit reduziert werden kann." Zahnärztliche Behandlungen wären dabei ohne Zucker erst gar nicht nötig. Ein Beispiel: Immer dann, wenn Zucker in entlegene Gegenden der Welt gelangte, begannen die Zähne durch die Infektionskrankheit zu faulen: Inuits in Kanada, Bergbauern in der Schweiz und Inselbewohner auf Tristan da Cunha mussten das am eigenen Leib erfahren.

Der Streit unter den Zahnärzten, wie Zucker den Zerfall der Zähne beeinflusst, ist kein Glaubensstreit. Es ist viel eher typisch für die ganze Zahnmedizin, alles in einen größeren Kontext zu stellen, um alle zu verwirren. In den vergangenen Jahren verunsicherten Zahnärzte zusammen mit der Zuckerindustrie ihre Patienten, ob wirklich nur Zucker alleine für Karies verantwortlich ist. Sie schoben auf einmal auch Brötchen, Kartoffeln, Vollkornbrot oder sogar Obst den Schwarzen Peter zu. Dabei ist klar, dass die darin enthaltene Stärke und der Fruchtzucker weitaus weniger kariogen sind. Ansonsten ließe es sich schwer erklären, warum Menschen in Entwicklungsländern kaum an Karies leiden, obwohl sie sehr wohl Kohlenhydrate und Obst essen. Erst der enorme Konsum von Industriezucker gibt den Ausschlag dafür, dass Abwehr und Angriff nicht mehr im Gleichgewicht stehen. Das Immunsystem bricht ein. Die Mundflora kippt.

Im Gegensatz zu anderen Lebensmitteln hat unser Haushaltszucker nämlich ein kariogenes Geheimnis: Er ist sehr leicht löslich und gelangt deshalb am schnellsten in den Zahnbelag, er bietet Bakterien einen Energievorteil, er eignet sich für die Bildung von klebriger Plaque und Bakterien können ihn aufgrund seiner beiden Bausteine Fruchtzucker und Traubenzucker schnell und einfach zu Säuren vergären. Er stellt die Nahrungsquelle für das Überleben und vor allem für die Vermehrung krankmachender Keime dar. Durch den Abbau von Haushaltszucker entfalten Bakterien ihre kariogene Wirkung. Seit 50 Jahren ist klar, dass ein häufiger Zuckerkonsum und die Dauer der Zuckeranwesenheit für Karies verantwortlich sind. Und es ist mittlerweile auch klar, dass Kariesbakterien unseren Zucker lieben.

Nicht nur Karius und Baktus haben eine Vorliebe für den weißen Kristallzucker. Auch unser Gehirn hat eine enge Beziehung dazu: Wissenschaftler gingen lange davon aus, dass Lebensmittel eigentlich nicht süchtig machen können. Mittlerweile weiß man, dass die Lust auf Süßigkeiten dem Verlangen nach Drogen ähnelt. Denn handelsüblicher Haushaltszucker wirkt auf Stoffe im menschlichen Gehirn, die Glücksgefühle steigern, schlechte Laune vertreiben und zusätzlich sogar Schmerzen hemmen. Forscher konnten deshalb unglaubliche Parallelen zwischen Drogen wie Morphin oder Heroin und unserem Rübenzucker ziehen. Der süße Stoff wirkt im Gehirn über das gleiche System wie diese Drogen. Tierversuche mit Ratten zeigten, dass das Verlangen nach Süßem direkt aus dem Gehirn kommt. Als den Ratten ein Medikament zum Drogenentzug verabreicht wurde, das die Andockstellen für Opioide im Gehirn blockiert, verloren sie gleichzeitig auch die Lust auf Süßes.

Diese Abhängigkeit ist ein Segen für jeden einzelnen Zahnarzt und ein Fluch für die Zähne. Dass Zucker Karies verursacht, ist ein ziemlich alter Hut. Es ist eine Binsenweisheit, dass er für die Zähne schlecht ist. Im

Zweifel weiß man das sogar von seinem eigenen Zahnarzt. Die Ernährung spielt eine wesentliche Rolle und das verheimlichen Zahnärzte auch nicht. Allerdings beschränkt sich Ernährungsberatung fast immer auf den Hinweis: »Weniger Süßkram!« Von dieser vermeintlichen Schuld gebeutelt, wollen wir dann Buße tun und laufen umso öfter zum Zahnarzt. Dass Zahnärzte weit mehr tun könnten, als weniger Zucker zu fordern und dann zu bohren, davon sind einige kritische Wissenschaftler überzeugt.

Eine vollständige Kariesprophylaxe muss immer den Ersatz von Zuckeraustauschstoffen vorsehen. So fordert es Professor Kauko K. Mäkinen von der Universität Turku in Finnland: „Man könnte sogar sagen, dass der Vorschlag, den Zuckerverbrauch zu reduzieren, ohne eine Alternative zu bieten, irgendwo zwischen Heuchelei und Behandlungsfehler liegt.“[22] Denn es gibt Alternativen, die Karies vorbeugen und Karies heilen. Unter vorgehaltener Hand sprechen Forscher davon, dass die Zuckerlobby und die Zahnarztlobby seit Jahren darum bemüht sind, die bekannteste Alternative vom deutschen Markt fernzuhalten: Xylit. So sieht es also aus, wenn die zahnärztliche Medizinmühle ihre Patienten krank hält. Nur gut, dass der Imageverlust des Rübenzuckers von Tag zu Tag größer wird. Das beste Beispiel dafür ist das Prädikat zuckerfrei. Dass Zucker trotzdem so erfolgreich vermarktet werden kann, liegt wohl auch an den Kampagnen der Industrie. Sie relativiert den Zusammenhang zwischen Karies und Süßigkeiten. Und spricht sogar davon, dass Fettleibigkeit und Diabetes nichts mit den kristallinen Körnchen zu tun haben. Der größte Zuckerhersteller schreibt auf seiner Internetseite: »Nach derzeitigen Erkenntnissen ist die Lehre von der strikten Korrelation zwischen Zuckerverbrauch und Kariesbefall nicht mehr aufrechtzuerhalten.« Hinzu kommen die Botschaften der Zahnärzteschaft, dass Fluorid trotz Zucker vor Karies schützt. Und auch andere Zusammenhänge zwischen Süßem wie Krebs oder Herzinfarkt gehen in der Medizin verloren.

Solche Krankheiten wie Karies, Parodontitis, Krebs und Herzinfarkt addieren sich zu einer Last, deren Verbreitung das Wort Volkseuchen rechtfertigt. Mit verstecktem Zucker in allen möglichen herzhaften Lebensmitteln nehmen wir über den Tag verteilt permanent Zucker zu uns. Manchmal genießen Lebensmittel einen viel zu guten Ruf oder das Ausmaß ist oft nicht klar: Cornflakes enthalten beispielsweise bis zu 50 Prozent Zucker. Manche Frühstücksflocken enthalten sogar mehr Zucker als Weizen. In der Gründungsgeschichte des Marktführers kam es deshalb sogar zum Bruderzwist. Die Brüder Will Keith und John Harvey Kellogg stritten darüber, ob sie den von ihnen erfundenen Cornflakes Zucker beigeben sollten oder nicht. Für den einen war Zucker teuflisch, für den anderen war es die entscheidende Zutat, die dem Produkt zum Erfolg verhelfen würde. Das Ende dieser Geschichte finden Sie in Ihren Frühstücksflocken. Viele Lebensmittel enthalten dabei viel mehr Zucker, als wir denken. Manche Trinkjoghurts enthalten so viel Zucker, dass Verbraucher sie eigentlich schon als Süßigkeit sehen müssten.

Natürlich darf jeder mündige Bürger so viel Zucker essen, wie er will. Was aber nachdenklich stimmt, ist die Tatsache, dass sich in so vielen verschiedenen Lebensmitteln Zucker versteckt, dass es heute schon schwerfällt, Produkte ganz ohne Zucker zu finden. Auch versteckter Zucker kann Karies verursachen. Dessen ungeachtet schlagen klebrige Süßigkeiten natürlich besonders schwer zu Buche. Süße Getränke zu den Mahlzeiten verursachen beispielsweise kaum Karies.[23]

Diese Krankheit Karies keimt in uns, weil Zucker zum Treibstoff der Menschheit geworden ist. Unser Freund ist ein „guter Stoff", der uns krank macht. Das ist eigentlich allen klar. Doch die Zahnärzteschaft und die Zuckerlobby stellen ihre eigenen Regeln auf. Die Zuckerlobby ist dabei unglaublich mächtig und präsentiert zu jeder Studie schnell eine Gegenstudie. Auch wenn sich das alles nach einer unglaublichen Verschwörung anhört; wenn Milliarden den Markt bestimmen, dann gibt es so etwas. Lobbyisten relativieren den schädlichen Einfluss des Zuckers auf die Zähne, indem andere Lebensmittel als genauso schlecht angeprangert werden. Darauf sollten Sie nicht hereinfallen, denn Karies kann heutzutage vollständig verhindert werden.

Jahrzehntelang ging in der Zahnmedizin alles einigermaßen ungestört seinen Gang in eine ganz andere Richtung. Patienten kamen aus Zahnarztpraxen mit Amalgam oder Komposit, mit einer Krone, einer Brücke oder einem Inlay und alles nahm wie gewohnt seinen Lauf. Vielen wird wohl erst nach und nach klar werden, wie viele Interessen im Zuckermarkt und in der Zahnärzteschaft eine Rolle spielen. Wann haben Sie eigentlich bewusst die Entscheidung getroffen, des Genusses wegen auf Ihre gesunden Zähne zu verzichten?

Wirklich gesunde Zähne gibt es nicht beim Zahnarzt. Wer kariesfrei bleiben oder werden möchte, muss günstige Bedingungen für die eigene Gesundheit oder Heilung schaffen. Dabei genügt es, eines zu wissen: Zähne brauchen zahngesunde Kost, um gesund zu bleiben. Das ist die beste Medizin.

Betreibt Ihr Zahnarzt aktiv Prophylaxe?

1. Hat Sie Ihr Zahnarzt über die Entstehung von Karies aufgeklärt?

2. Sind Sie von Ihrem Zahnarzt über Parodontitis informiert und aufgeklärt worden?

3. Hat Sie Ihr Zahnarzt über die Selbstheilungskräfte der Zähne informiert?

4. Wussten Sie von Ihrem Zahnarzt, dass beide Erkrankungen ansteckende Infektionskrankheiten sind?

5. Bietet Ihr Zahnarzt Prophylaxe-Sitzungen an oder nimmt er sich Zeit für eine ausführliche Beratung?

6. Hat Ihr Zahnarzt je Ihr individuelles Kariesrisiko beispielsweise mittels Speicheltest bestimmt?

7. Hat Ihr Zahnarzt je Ihr Parodontitisrisiko bestimmt? Hat er Sie über Zahnfleischtaschen, Parodontitiskeime und das Risiko des Zahnverlustes aufgeklärt?

8. Hat Ihnen Ihr Zahnarzt je erklärt, dass sich Karies und Parodontitis heutzutage vollkommen vermeiden lassen?

9. Hat Ihnen Ihr Zahnarzt je geraten, den Zuckerkonsum einzuschränken?

10. Hat Ihnen Ihr Zahnarzt von Xylit erzählt und kennen Sie antibakterielle Präparate wie Chlorhexidin von Ihrem Zahnarzt?

„Deine Nahrungsmittel seien deine Heilmittel"

(Hippokrates)

Kapitel 2

Wie Sie Karies stoppen

Karies ist nicht heilbar? Man muss zum Zahnarzt und es ist völlig normal, die Zähne eines Tages zu verlieren. Mit diesem Gedanken im Hinterkopf sitzen wir im Zahnarztstuhl. So sieht es also aus, wenn uns Ärzte in ihrer Medizinmühle den Kopf verdrehen. Es ist der größte Skandal der Zahnmedizin, dass ihre Vertreter die Selbstheilungskräfte des Körpers verschweigen. Denn die Wahrheit sieht anders aus: Karies ist heilbar und jeder kann ein Leben lang mit seinen eigenen Zähnen zubeißen. Schon lange wissen Zahnärzte, dass sich kranke Kauleisten verhindern lassen. Es gab sogar eine Zeit, in der sie noch zwischen einer gutartigen und bösartigen Zahnkaries unterschieden. Gutartig ist sie dann, wenn die Zahnfäule geheilt und ausgetrocknet ist. Die Bakterien sind weg und der Krankheitsverlauf ist gestoppt.

Aber der Reihe nach: Karies befällt die Zähne, wenn sich krankmachende Bakterien im Mund einnisten. Je mehr es davon gibt, desto größer ist die Wahrscheinlichkeit, dass sie die Zähne mit ihren sauren Stoffwechselprodukten zerstören. Wenn diese Bakterien im Mund fehlen, dann gibt es gleichzeitig keine Karies – unabhängig davon, wie viel Sie Zucker essen. Doch wenn sich Kariesbakterien wie kleine Würmchen im Mund tummeln, dann vermehren sie sich im Laufe der Zeit mit Zucker so stark, dass sich Milliarden Bazillen in einem klebrigen Belag zusammenrotten. Um die Zähne dann zu durchlöchern, brauchen

Bakterien vor allem Zeit und Zucker. Das dauert. Doch früher oder später bekommen Sie Karies.

Im Zuge dieser Zerstörung können Patienten die Zahnfäule aufhalten: Wer auf zuckerhaltige Lebensmittel verzichtet, der entzieht den Bakterien ihre Nahrungsgrundlage. Was dann passiert, ist kein Hokuspokus. Wenn Kariesbakterien kein „Futter" haben, dann können sie sich nicht mehr vermehren. Der Auslöser dafür ist eine zahngesunde Ernährung, die für den Körper günstige Umstände schafft und einen Heilungsprozess in Gang setzt.

Das funktioniert so: Bakterielle Säuren haben den Zahn „aufgeweicht" und seine Achillesverse getroffen. Sie haben Kalzium und andere Mineralien aus dem Zahnschmelz gelöst. Der Speichel ist dann mit diesen Mineralstoffen übersättigt. Er kann den verletzten Zahn wieder umfließen und ihn damit härten. Das ist ein natürlicher Reparaturmechanismus. In der Regel ist der bakterielle Ansturm aber zu groß und es entsteht trotzdem Karies. Denn Bakterien werden mit Zucker regelrecht gemästet. Fehlt dieser schnelle Treibstoff, dann können sich Keime nicht mehr vermehren und vor allen Dingen Zucker nicht mehr zu Säuren vergären. Dann stoppt Ihre Karies.

In einem Lehrbuch für angehende Zahnärzte ist dieses Phänomen so beschrieben: »Kariöse Dentinläsionen reagieren durch eine chronische Stagnation auf exogene Reize mit erhöhter Sensibilität.«[1] Karies kann demnach selbst im fortgeschrittenen Stadium stoppen und austrocknen (Caries sicca). Zuerst prasselt also eine Wucht aus Säuren auf den Zahn, seine Zerstörung beginnt, und wenn der Patient dann seine Lebensgewohnheiten und seine Ernährung ändert, stoppt er den Verfall und heilt die Karies. Übrig bleiben braune, harte Stellen, die Zahnärzte nur sehr widerwillig als Selbstheilung der Karies bezeichnen. Das Besondere daran ist, dass der Körper ihre Ausbreitung gestoppt hat. Die Karies ist zum Stillstand gekommen und der weiche Zahnschmelz kann durch den Speichel wieder härten.

Wenn sich Bakterien schon durch den Zahnschmelz „gefressen" haben, dann kämpft der Körper nicht nur von außen, sondern auch von innen gegen die Krankheit an. Er versucht den Zahn zu retten, indem er eine eigene Barriere gegen die fortschreitenden Bazillen errichtet. Hier wartet das Zahnbein, das ein ganzes Leben lang Zahnsubstanz nachbilden kann. Und das bedeutet wiederum, dass der Zahn wie von Zauberhand im Inneren „nachwachsen" kann. Sobald schädliche Reize auf den Zahn wirken, beginnt er sich davor zu schützen. Und das funktioniert so: Zuerst zerfressen Karieskeime den Zahnschmelz, dann durchbrechen sie das Zahnbein und am Ende stehen sie vor dem Zahninneren: der Pulpa. Sie ist der lebende Teil des Zahnes, der „Nerv". Wenn Bakterien die Pulpa befallen, dann entzündet sie sich, heftige Zahnschmerzen bahnen sich an und der Zahn steht kurz vor dem Untergang. Zuvor mauert sie sich aber regelrecht vor den Bakterien ein. Der Zahnnerv und das Zahnbein bilden eine Einheit, indem hoch spezialisierte Zellen das sogenannte Reparaturdentin als Schutzschild bilden. Mit dieser Mauer kapselt sich das Innere des Zahnes dann vor den Kariesbakterien ab. Wer seinen Körper jetzt unterstützt und seinen Zuckerkonsum einstellt, der kann seinen Zahn retten.

Allerdings ist unser Körper durch die Menge an Süßigkeiten vielfach nicht zu einer solchen Abwehrreaktion fähig: Wenn die Karies zu schnell fortschreitet, dann ist die Reaktionszeit für die Abwehrmechanismen zu kurz. Deshalb muss der Patient bewusst gegen die Krankheit kämpfen und günstige Bedingungen für die Abwehrreaktionen des Körpers schaffen. Dann kann sogar eine fortgeschrittene Karies stoppen. Selbst bei tieferen Schäden im Zahn kann man Bakterien den Weg zum Futter absperren und sie schlichtweg verhungern lassen. Ihr Zahnarzt würde das als fehlende Substratzufuhr bezeichnen.

Das ist der erste wichtige Schritt, um Ihre Karies zu heilen. Im nächsten Schritt stehen schwere Wochen oder vielleicht sogar Monate an: Schon nach wenigen Tagen ohne ihren süßen Treibstoff sind viele der Verzweiflung nahe. Sie werden schwach. Was jetzt? Die Zähne könnten heilen, der Zahnarzttermin ist abgesagt und der Wille ist da. Wenn nur die süßen Leckereien nicht wären. Der Weg des einfachsten Widerstandes ist es, eine Alternative zum weißen Kristallzucker zu finden, die keine Karies verursacht. Seit Jahrzehnten ist klar, dass es mehr als nur das gibt. Ein natürlicher „Zucker" namens Xylit ist der süße Rettungsanker. Das Gute daran ist nicht nur, dass Kariesbakterien sich davon nicht ernähren können. Er beugt Karies sogar aktiv vor. Und zwar auch dann, wenn weiter Rübenzucker gegessen wird.

Obwohl es mehrere süß schmeckende Alternativen gibt, hat sich Xylit als ein Wundermittel gegen kranke Zähne herausgestellt. „So ist Xylitol beispielsweise in der Lage, den Patienten auf einfachste Weise Plaquefreiheit und gesunde Gingiva zu verschaffen", schreibt ein Zahnarzt im bayerischen Zahnärzteblatt, der Xylit im Selbstversuch testete.[2] Als er den Birkenzucker zum ersten Mal pur probierte, war er ziemlich verdutzt. „Was dann passierte, überraschte mich total: Nach dem Ausspucken waren meine Zähne ungewöhnlich glatt, ähnlich wie nach einer Professionellen Zahnreinigung."[3] Auf diese Weise könne man mehr Erfolg mit einfacheren Mitteln haben: „Nach längerer Xylitol-Anwendung dürfte trotz Zuckerkonsum keine Zahnkaries mehr entstehen".

Im Grunde ist Xylit also das gute Spiegelbild des „bösen" Rübenzuckers. Er ist weiß, kristallin und schmeckt fast genauso lecker wie Zucker. Er hat weniger als halb so viele Kalorien wie Zucker. Das macht ihn für Diätprodukte attraktiv. Wenn er im Mund schmilzt, schlägt eine leichte, kühle Frische auf die Geschmacksnerven. Denn beim Auflösen im Speichel entzieht Xylitol der Umgebung Wärme, es entsteht ein angenehm kühlender Effekt. Aber viel wichtiger ist natürlich: Wirkt er wirklich gegen Karies?

In Finnland laufen die Forschungsarbeiten bereits seit über dreißig Jahren unter dem finnischen Xylitexperten Professor Dr. Kauko K. Mäkinen auf Hochtouren, um dieser Frage auf den Grund zu gehen. Seine Meinung darüber ist eindeutig: »Die Turkustudien beweisen, dass Xylit als eine nichtkariogene und vielleicht sogar antikariogene Substanz betrachtet werden kann.«[4] Der Forscher stört sich dabei vor allem daran, dass viele Zahnärzte ihren Patienten raten, den Zuckerkonsum zu reduzieren, ohne Alternativen wie Xylit zu bieten. Für Mäkinen liegt dieses Verhalten irgendwo zwischen Heuchelei und Behandlungsfehler. Überdies setzt die

Industrie lieber Sorbit für zahnschonende Süßigkeiten ein, obwohl sich Xylit in vielen Studien am besten für die Kariesvorsorge eignete. „Dies ist bedauerlich, da so wertvolle kariespräventive Möglichkeiten verschenkt werden", kritisiert etwa Professor Ulrich Schlagenhauf von der Universität Würzburg.[5]

Sorbit ist wie Xylit ein Zuckeralkohol. Beide haben aber rein gar nichts mit dem berauschenden Alkohol gemeinsam, den Menschen aus Hopfen zu Bier brauen oder aus Früchten zu Schnaps destillieren. Die Bezeichnung steht lediglich für seine Struktur, die Zucker und Alkohol ähnelt. Xylit kommt dabei als Naturprodukt in Gemüsesorten wie Mais, in Früchten wie Pflaumen, Erdbeeren, Himbeeren und in den Rinden bestimmter Hartholzarten wie der Birke vor. Und dass der Mensch durchaus mit diesem süßen Stoff umgehen kann, zeigt die Tatsache, dass unser Körper beim Abbau von Kohlenhydraten in der Leber sogar selbst jeden Tag um die 15 Gramm Xylit produziert.[6] Noch bevor Sie jetzt aber glauben, Sie wagen sich damit auf Neuland: Die meisten Zahnpflegekaugummis enthalten einen Teil Xylit und einige zahngesunde Bonbons sind damit gesüßt.

Bis zu diesem kleinen „Durchbruch" dauerte es allerdings: Anno 1891 entdeckte der deutsche Wissenschaftler und Nobelpreisträger Emil Fischer Xylit. Doch die steile Karriere des Birkenzuckers beginnt erst Jahrzehnte später und beschränkt sich vornehmlich auf Skandinavien. Die Entdeckung seiner positiven Eigenschaften auf die Zähne war praktisch ein Glückstreffer. Finnische Wissenschaftler stießen auf Xylit, als sie während des Zweiten Weltkriegs nach einer süßen Alternative suchten. Wie im Rest Europas war Zucker knapp geworden. Die Forscher begannen Xylit aus der Birkenrinde zu gewinnen und die Finnen damit zu versorgen. Jahre darauf entdeckte man, dass Xylit insulinunabhängig und damit auch für Diabetiker geeignet ist. In den 60er Jahren haben ihn Hersteller dann auch in Deutschland für Diabetikerprodukte eingesetzt. Die große Erfolgsmeldung ließ nicht lange auf sich warten. Kariesbakterien können ihn nicht „verdauen" und er kann kranken Zähnen sogar vorbeugen, ohne unbedingt auf Zucker verzichten zu müssen. Heutzutage, also fast 50

Jahre später, ist es immer noch die Runkelrübe, die den Markt bestimmt. Diese Lebensumstände reichen aus, um unsere Zähne krank zu halten.

Auf den ersten Blick ist der Unterschied zwischen Birkenzucker und Rübenzucker dabei gar nicht so groß. Er schmeckt fast genauso und sieht genauso aus – aber da enden die Gemeinsamkeiten auch schon. Während Zucker unseren Zähnen indirekt schadet, kann Xylit die Speichelproduktion ankurbeln und damit die Wiedereinlagerung von Kalzium in den Schmelz fördern. Diese Remineralisation ist ein ganz natürlicher, körpereigener Reparaturmechanismus. Der nur dann möglich ist, wenn der Speichel eine „extra Portion" an Kalzium und Phosphat enthält und die Menge an Speichel auch ausreicht, um alle Zähne zu umfließen. Xylit unterstützt diesen „Selbstheilungsmechanismus": Umso mehr Speichel vom Körper produziert wird, desto besser für die Zähne.

Diese natürliche Reparatur kann größere Karieslöcher zwar nicht mehr vollständig schließen. Das Unglaubliche ist aber, dass große Löcher mit Xylit aushärten können.[7] „Vorausgesetzt, dass in der Mundhöhle keine kariogenen Faktoren mehr vorhanden sind", betont der finnische Professor und Zahnarzt Kauko K. Mäkinen. „Die Erhärtung einer weit fortgeschrittenen Karies mag – in den meisten Industrieländern – schwer zu finden sein, wo die Zahnärzte Karies im frühen Stadium behandeln. In geografischen Gebieten, in denen nicht ausreichend Zahnärzte tätig sind, bleiben viele fortgeschrittene Kariesläsionen unbehandelt", bemerkt Prof. Mäkinen weiter.[8] Genau dort geschieht manchmal ein kleines Wunder: Die Karies stoppt, trocknet aus und heilt. Allerdings ist das nur dann möglich, wenn kariogene Zucker ganz aus dem Mund verschwinden.

So gut sich das auch anhört, der feine Schokoladenkuchen, das fruchtige Erdbeereis und der knackige Schokoriegel stehen dem verführerisch im Weg. Doch so schwer, wie die Dinge scheinen, liegen sie glücklicherweise nicht. Birkenzucker kann den Kaffee oder Tee morgens süßen, er kann in den Schokokuchen, in das Erdbeereis oder in den Fruchtjoghurt. Sein Zauber auf die Zahnfäule beschränkt sich dabei nicht nur auf die Remineralisation. Der gefährlichste „Zahnfresser" namens „Streptococcus mutans" kann sich durch Xylit nicht mehr an die Zähne heften, es entsteht weniger Plaque und Xylit hemmt gleichzeitig sein Wachstum. Bakterien alleine sind nämlich nicht des Pudels Kern, sondern erst ihre Fähigkeit, sich an die Zahnoberflächen anzuheften, macht sie zum gefährlichen Zahnkiller.

Das hintertückische an solchen Plaquebakterien ist, dass sie in zuckerreichen Zeiten einen eigenen Nahrungsvorrat anlegen. Wenn Zucker knapp ist, dann nutzen sie diesen klebrigen Vorrat als Energiequelle. Bakterien erschaffen sich damit nicht nur eine eigene Vorratskammer, sondern auch eine Art Schutzschild. Sie kapseln sich in dieser selbst produzierten Schleimschicht vom Speichel ab und schützen sich so vor den Abwehrkräften des Immunsystems. Kaum zu glauben, dass hinter Karies ein so ausgeklügeltes System von Mikroorganismen steckt: Einige Bazillen bilden sogar eigene Stoffe, die unsere Immunabwehr schwächen. Andere Stämme produzieren Enzyme, um fremde Bakterien zu attackieren, die mit ihnen in Konkurrenz um Nahrung stehen.

Dass Xylit in Studien Karies reduzieren konnte, obwohl Teilnehmer weiterhin nebenbei Zucker aßen, weist auf sein zweites Ass im Ärmel hin: Xylit kann Kalzium im Speichel transportieren und trägt damit zur Wiedereinlagerung von herausgelösten Mineralien in den Zahnschmelz bei. Dieser Mechanismus funktioniert auch dann, wenn bakterielle Säuren bereits Karies verursacht haben. In den Studien der Universität Turku hat sich gleichzeitig gezeigt, dass Xylit das Wachstum von verschiedenen schädlichen Bakterienarten hemmt und sie schwächt.

Eine davon lief über einen Zeitraum von zwei Jahren. Zwölf Unternehmen in der Stadt Turku schlossen sich dem groß angelegten Versuch an, indem sie verschiedene Lebensmittel von Eiscreme bis marinierten Hering eigens herstellten. Eine Gruppe verzichtete dabei ganz auf Zucker und ersetzte ihn durch Xylit. Eine zweite Gruppe von Testpersonen tauschte Zucker vollständig durch Fruchtzucker aus. Und eine dritte Gruppe aß weiterhin normalen Haushaltszucker. Das Ergebnis dieser zweijährigen Studie belegte: In der Xylitgruppe ging Karies um satte 85 Prozent zurück. Das ist deutlich. Selbst Fruchtzucker konnte Karies um

30 Prozent reduzieren und nur bei der Saccharosegruppe trat eine deutliche Verschlechterung der Mundgesundheit auf.[9]

Nach zwei Jahren sahen die Kauleisten in der Xylitgruppe am besten aus: Die Xylitesser bekamen keine neue Karies. Nachdem beginnende Karies während dieser ersten Studie sogar wieder erhärtete und damit heilen konnte, startete die Universität Turku – von diesen Ergebnissen beflügelt – eine Kaugummistudie. Als auch das zu weniger Karies führte, schlossen sich eine Reihe weiterer Untersuchungen in der ganzen Welt an. Eigene Studien der Weltgesundheitsorganisation (WHO) bestätigten die Ergebnisse in Turku. In einer anderen finnischen Studie entdeckten Forscher dann etwas Überraschendes: Kinder kauten zwei Jahre lang Xylitkaugummis und Karies ging – wie erwartet – zurück. Fünf Jahre nach dem Ende der Studie stellte sich dann bei Nachuntersuchungen ein langfristiger Nutzen heraus. Aus den teilnehmenden Kindern wurden junge Erwachsene, die noch immer von dem früheren Xyilitprogramm profitierten. In den Jahren nach der Studie entwickelten sie noch immer kaum Karies.[10] „Folglich hat der Xyliteinsatz den Kariesprozess also tatsächlich gestoppt", bestätigt der finnische Experte und Forscher Prof. Mäkinen.

Eine weitere Kaugummistudie mit Birkenzucker fand in Belize in Mittelamerika statt. Dort haben Forscher untersucht, ob Xylit besser vor Karies schützt als andere Zuckeralkohole wie etwa Sorbit.[11] Das ist nämlich immer wieder eine heiß diskutierte Frage rund um Xylit. „Dieser Stoff hat sich zwischenzeitlich gegenüber anderen untersuchten Zuckeralternativen als am besten geeignet erwiesen", weiß Professor Wolfgang Strübig von der Universität Bern.[12] Jahre nach der Studie zeigten Nachuntersuchungen wieder, dass sich das Ökosystem im Mund langfristig verändert hat; weg von den schädlichen Bakterien und hin zu einer gesunden Mundflora ohne Karies.

Selbst Bonbons und Backwaren mit Xylit schützen vor Karies. Professor Mäkinen empfiehlt dennoch in erster Linie xylithaltige Kaugummis für die Kariesprophylaxe. Das Kauen produziert Speichel und das wiederum stärkt die Abwehrkräfte im Mund.[13] Als Alternative seien auch Lutschpastillen aus Xylit geeignet. Beides bleibt lang im Mund und verlängert die

Kontaktzeit der Zähne mit Xylit. Die finnische Regierung setzt bereits seit einigen Jahren auf eine solche Kariesprophylaxe durch verschiedene Kaugummiprogramme an Schulen und Kindergärten. Selbst beim finnischen Militär ist er ein fester Bestandteil der Verpflegungsrationen.

Im Alltag zuhause sieht das Leben mit Xylit dann so aus: Der ideale Zeitpunkt für ein Bonbon oder einen Kaugummi ist nach dem Essen. Durch Xylit verringert sich die Produktion der Säuren in der Plaque deutlich. Wer das allerdings nur gelegentlich oder unregelmäßig macht, dürfte keinen großen Nutzen für seine Zähne daraus ziehen und darf sich keine Wunder versprechen, denn erst zwölf Gramm Xylit am Tag können Karies wirklich verringern.

Der Xylitexperte Professor Mäkinen fordert noch nicht einmal einen vollständigen Verzicht auf Saccharose. Wer häufig auf Produkte mit Birkenzucker zurückgreift, verringert automatisch auch seinen Konsum an üblichen zuckerhaltigen Süßigkeiten. Dass Karies die Zähne befällt, wird also immer unwahrscheinlicher. Stellen Sie sich jetzt vor, Sie hätten Xylit bereits in Ihrer Kindheit gekannt. Sie hätten so viel Naschen können, wie Sie wollten, Sie hätten keine Gewichtsprobleme zu befürchten gehabt und wären heute kariesfrei.

Diese süßen Sünden aus der Kindheit oder der Vergangenheit können mit der Zeit, ohne Zucker und mit Xylit heilen. Denn für Kariesbakterien ist er der reinste Horror. Wo Xylit ist, da haben zerstörerische Bakterien kaum noch eine Chance. Er beugt zudem Pilzinfektionen und Zahnfleischerkrankungen vor. Nur zwölf Gramm am Tag reichen aus, um vor Munderkrankungen zu schützen und das Kariesrisiko trotz Zuckerkonsum stark zu reduzieren. Und das Wichtigste ist: Xylit statt Zucker senkt das Kariesrisiko auf Null, denn es lässt Bakterien regelrecht verhungern. Das zeigten die Zuckerstudien von Turku. Damals konnten kariöse Zähne sogar wieder heilen. Und noch Jahre nach der Studie war Karies für die Teilnehmer auch ohne Xylit weitgehend ein Fremdwort.

Zahnarzt Dr. Ulrich Bruhn berichtet: „In meiner Praxis hat Xylit bei Parodontose in den fünf Jahren, seit ich meinen Patienten den Zuckeraustauschstoff empfehle, immer gewirkt, unglaublich gut. Ich habe immer auf Misserfolge gewartet – sie blieben aus. Bei Parodontose werden Sie sich wahrscheinlich wundern. Bestehende Kronen werden durch Xylit übrigens immer prima sauber sein und empfindliche Zahnhälse wurden bei meinen Patienten durch Xylit-Anwendungen sehr schnell unempfindlich."[14]

Viele Zahnärzte scheinen sich der Gefahr bewusst zu sein, die der Karieskiller Xylit für ihren Berufsstand bedeuten könnte. So erzählt Dr. Bruhn weiter: „Über viele Jahre habe ich Xylit eingesetzt, der Erfolg war mehr als positiv. Dennoch waren angesprochene Hochschullehrer Xylit und seinen Wirkungen gegenüber vollkommen ablehnend eingestellt. Schließlich kann mittels Xylit der Behandlungsumfang beim Zahnarzt stark reduziert werden, was zu Existenzproblemen der Behandler führen könnte."

Wie wendet man Xylit an?

- Lutschen Sie nach jeder Mahlzeit ein Bonbon mit Xylit, kauen Sie einen Kaugummi oder lutschen Sie einen Teelöffel Xylit pur für ein bis zwei Minuten.
- Sie können Xylit auch im Mund auflösen und als Mundspülung verwenden. Spülen Sie für mehrere Minuten und spülen Sie nicht mit Wasser nach!
- Wenn Sie Xylit als Mundspülung verwenden oder pur lutschen, dann können Sie die Lösung danach auch ausspucken. Die Wirkung entfaltet sich trotzdem.
- Grundsätzlich lässt sich Rübenzucker in Backwaren und zum Süßen vollständig mit Xylit ersetzen. Einzig Hefegebäck gelingt damit nicht, da Hefebakterien absterben.
- Achten Sie bei Xylitkaugummis und Bonbons darauf, dass sie auch wirklich 100 Prozent Xylit enthalten. Achten Sie bei zahngesunden Kaugummis auch darauf, dass Sie wirklich Xylit- und nicht Sorbitkaugummis kaufen.
- Der einzige Nachteil an Xylit ist, dass er bei Erwachsenen ab circa 25 Gramm am Tag abführend wirken kann, da er im Darm Wasser bindet und den Stuhl verflüssigt.
- Während ein anderer Zuckeraustauschstoff namens Sorbit ab bestimmten Mengen immer abführend wirkt, kann sich der menschliche Körper nach einigen Tagen an größere Mengen Xylit gewöhnen – ohne abführende Wirkung.
- Nach Gewöhnung und Anpassung kann sich diese Menge ohne Weiteres bis auf 200 Gramm pro Tag erhöhen[15]
- In Studien wurden sogar über 400 Gramm Xylit von den Teilnehmern gut vertragen.

Xylit gibt es in Apotheken, einigen Bioläden und Prophylaxeshops sowie im Internet. Aufgrund des Herstellungsverfahrens ist Xylit mit ungefähr sieben bis zwölf Euro je Kilo zwar deutlich teurer als Zucker, allerdings ist das nicht nur für die Gesundheit ein gutes Geschäft. Ein halbes Kilo Xylitpulver reicht pro Person etwa für zwei Monate, wenn Sie jeden Tag vier Mal einen Teelöffel Xylit pur lutschen. Das sind etwa 10 Cent pro Tag.

Rechnen Sie einfach Ihre Zahnarztrechnungen der letzten zehn Jahre zusammen. Wie viel Kilogramm Xylit hätten Sie sich davon wohl kaufen können und somit auch heute noch gesunde, natürliche Zähne?

Je öfter Haushaltszucker mit Birkenzucker ersetzt wird, desto besser. Wenn es aber darum geht, seine kranken Zähne zu heilen und die Zahnfäule zu stoppen, dann geht es leider nur ohne Kompromisse: Kein Zucker und kein versteckter Zucker. Kein Rohrzucker, kein Apfeldicksaft, kein Traubenzucker und kein Fruchtzucker, der Lebensmitteln zugesetzt ist. Dabei lässt sich die Industrie einiges einfallen, wie sie kariogene Zucker verstecken.

So ist kariogener Zucker in Lebensmitteln versteckt:

Bezeichnung in Lebensmitteln:	Enthaltener Zucker:
Dextrose	Traubenzucker
Fructose/Fruktose	Fruchtzucker
Glucose/Glukose	Traubenzucker
Honig	Frucht- und Traubenzucker
Invertose	Invertzucker
Isomaltose	Malzzucker
Karamell	Gebrannter Zucker
Lactose	Milchzucker
Maltose	Malzzucker
Maltodextrin	Malz-und Traubenzucker
Maltrin	Malz-und Traubenzucker
Malzextrakt	Malzuckersirup
Rohrzucker und Rohrohzucker	Brauner Zucker
Rübenzucker	Haushaltszucker
Saccharose	Haushaltszucker
Sucrose	Haushaltszucker
Vollrohrzucker	Brauner Zucker
Apfeldicksaft	Frucht- und Traubenzucker
Agavensirup	Frucht- und Traubenzucker
Ahornsirup	Frucht- und Traubenzucker
Dicksaft	Flüssiger Fruchtzucker
Fructosesirup	Fruchtzucker
Glukosesirup	Traubenzucker
Invertzuckersirup	Frucht- und Traubenzucker
Karamellsirup	Gebrannter Haushaltszucker
Maissirup	Frucht- und Traubenzucker
Rübensirup	Haushaltszucker/Rübenzucker
Traubensaftkonzentrat	Traubenzucker
Traubensüße	Traubenzucker
Gelierzucker	Haushaltszucker
Kandiszucker	Haushaltszucker
Puderzucker	Haushaltszucker
Vanillezucker	Haushaltszucker

12 Dinge, auf die Sie achten sollten:

1. Das alles sollten Sie für mehrere Monate meiden. Nur so kann die Zahnfäule stoppen. Für Frucht– und Milchzucker aus dieser Liste gilt: Wenn sie Lebensmitteln zugesetzt sind, dann ist es besser, sie ebenfalls zu meiden. Fruchtzucker in Obst und allen voran Milchzucker in der Milch wirken nur gering kariogen. Eine einseitige Ernährung mit sehr süßen Früchten wie Bananen, Äpfel und Weintrauben können aber trotzdem theoretisch zu Karies führen.[16] Das darf aber nicht darüber hinwegtäuschen, dass ohne Zucker und mit Xylit die Zahnkaries in Untersuchungen gestoppt werden konnte – trotz Obst und trotz Stärke.

2. Deshalb gibt es keinen Grund Obst zu meiden. In den ersten Wochen und Monaten der Heilungsphase ist es aber besser, auf Obst mit viel Zucker zu verzichten. Viel Zucker enthalten: Bananen, Trauben, Birnen, Äpfel, Aprikosen, Orangen, Kirschen, Pfirsiche, Pflaumen und Mandarinen. Wenig Zucker steckt in Grapefruits, Heidelbeeren, Erdbeeren und Himbeeren. Gerade Beeren zusammen mit Xylit in Joghurt, Milch, Buttermilch oder Quark sind in dieser Zeit von Vorteil für die Zahngesundheit.

3. Obwohl sich Wissenschaftler bislang vollkommen uneinig darüber sind, ob auch Stärke wie Weißmehl oder Maisstärke den Bakterien geringfügig Nahrung bieten, sollten Sie zumindest auch das für einige Wochen zurückschrauben. Mit dieser Strategie können Sie auf Nummer sicher gehen. Nach jeder Mahlzeit sollten Sie deshalb ein Xylitbonbon lutschen oder einen Kaugummi kauen. Wohlgemerkt: Xylit statt Zucker senkt das Kariesrisiko auf Null.

4. Um dann vollkommen auf der sicheren Seite zu sein, können antibakterielle Mittel Bakterien abtöten und die Plaqueentstehung hemmen. Solche und andere non-invasiven Therapiemethoden,

zusammen mit einer zahngesunden Ernährung ohne Zucker, bieten eine kugelsichere Weste gegen Karies.

5. Dessen ungeachtet ist Zucker nicht nur in Süßigkeiten kariogen. In vielen Lebensmittel steckt sehr viel davon, ohne, dass wir es immer wissen: Salatdressing, Tomatenketchup, Frühstücksflocken, Fruchtjoghurt, Dosenobst, Tiefkühlpizza, Essiggurken oder Kartoffelchips.

6. Achten Sie deshalb auf die Verpackung und wie viel Zucker in den Lebensmitteln steckt. Lebensmittel mit weniger als 1 Prozent Zucker wirken nicht kariogen.

7. Auch Saures kann süß sein: 100 Gramm Essiggurken können bis zu 10 Gramm Zucker enthalten.

8. Vielen Fertiggerichten ist Zucker als Geschmacksträger zugesetzt. Wie viel Zucker enthalten ist, können Sie anhand der Zutatenliste abschätzen. Je weiter vorne Zucker in der Liste steht, desto mehr enthält das Produkt.

9. Achten Sie auf den Begriff Maltodextrin. Dieses Verdickungsmittel besteht nämlich aus Maltose (Malzzucker) und Dextrose (Traubenzucker). Es wirkt kariogen.

10. Nur die Aufschrift „zuckerfrei" ist wirklich hilfreich, wenn es darum geht, ein Produkt ohne Zucker zu finden. Hier sind wirklich nicht mehr als 0,5 Prozent Zucker enthalten.

11. Die Kennzeichnung „Ohne Zuckerzusatz" verrät zwar über das Produkt, dass kein Kristallzucker zugesetzt ist. Es kann aber wie Fruchtsaft durchaus von Natur aus zuckerhaltig sein.

12. Der Hinweis „Ohne Zusatz von Kristallzucker" ist Ausdruck ausgefeilter Hersteller: Dem Produkt ist zwar kein Kristallzucker zugesetzt. Dafür kann jede andere Zuckerart enthalten sein – und zwar auch in großen Mengen. Auf diese Weise verstecken sich wieder kariogene Abwandlungen wie Sucrose, Glukosesirup, Maltose, Maltrin, Dextrose, Zuckercouleur, Invertose oder Karamellsirup.

Lebensmittelhersteller machen es ihren Verbrauchern damit nicht leicht, sich ohne Zucker zu ernähren. Doch die Mühe lohnt sich: keine Füllungen, keine schmerzenden Zähne, keine schmerzhaften Wurzelbehandlungen, keine Brücken, keinen Bohrer, keine Inlays und keine Prothese. Um dafür kein allzu großes Opfer bringen zu müssen, sind Zuckeraustauschstoffe wie Xylit eine süße Rettung für jeden, der nur schwer auf Süßigkeiten verzichten kann. Damit ist die zahngesunde Ernährung im Grunde kein Verbot, sondern nur ein Ausweichmanöver. Im nächsten Kapitel erfahren Sie, wie der Alltag mit Xylit, mit anderen Zuckeraustauschstoffen und einer zahngesunden Ernährung konkret aussehen kann. Welche Nahrungsmittel sind gut für die Zähne?

„Neun Zehntel unseres Glücks beruhen allein auf Gesundheit. Mit ihr wird alles eine Quelle des Genusses."

(Arthur Schopenhauer)

Kapitel 3

Wie Sie ohne Zahnarzt gesund bleiben

95 Prozent der Menschen leiden an Karies. Und wissen Sie warum? Die Antwort der Zahnärzte lautet: Weil auch Sie ein Compliance-Versager sind! Eine maßlose „Mundsau", die sich nicht zügeln kann, die faul oder nachlässig ist und deshalb für dieses „multiple Therapieversagen" verantwortlich ist. Ein Compliance-Versager ist in der Medizin ein Patient, der sich nicht an die Empfehlungen des Arztes hält. Zahnärzte betonen immer wieder und immer lauter, dass es an der Compliance der Patienten liege, dass so viele von ihnen an Karies leiden. Dieses englische Wort steht also dafür, dass alle Karieskranken faule, nachlässige und leichtsinnige Gesundheitsverweigerer sind. Das kooperative Verhalten des Patienten im Rahmen der Therapie fehle. Die Therapietreue fehle. So lautet der Vorwurf. Und wissen Sie, wie Ärzte eine gute Compliance definieren? Als das konsequente Befolgen der ärztlichen Ratschläge in Hinblick auf die Einnahme von Medikamenten, dem Befolgen einer Diät oder der Veränderung des Lebensstils. Welche dieser Ratschläge stammen von Ihrem Zahnarzt? Eine antibakterielle und non-invasive Therapie mit einem Mittel namens Chlorhexidin, das Karies stoppen kann? Eine Zuckerdiät, die mit Xylit gar nicht so schwer ist? Oder vielleicht sogar die Veränderung des Lebensstils? Wenn Ihr Zahnarzt all das über Zahngesundheit verraten hat und Sie motiviert hat, Karies zu besiegen, dann ist er nicht schuld

an Ihren kranken Zähnen. Und wenn nicht, dann hält Sie Ihr Zahnarzt krank und gibt Ihnen die Schuld dafür. So sieht es also aus, wenn sich Zahndoktoren aus der Verantwortung stehlen. Wozu brauchen Sie einen solchen Zahnarzt, wenn Sie selbst für gesunde Zähne sorgen können?

Dem griechischen Arzt Hippokrates zufolge befallen uns manche Krankheiten nicht aus heiterem Himmel, sondern entwickeln sich aus täglichen Sünden wider die Natur. Das beste Beispiel dafür ist die Zivilisationskrankheit Karies: Zucker schadet unseren Zähnen. Obwohl die Gesundheit unser höchstes Gut ist, ist der Verzicht auf solche oder andere Dinge ein fast unüberwindbares Hindernis. Immerhin gibt es so viel, das uns krank macht. Zu wenig Gemüse, zu wenig Bewegung und zu viele Laster. So ähnlich sah es auch der britische Schriftsteller Mark Twain: „Die einzige Methode, gesund zu bleiben, besteht darin, zu essen, was man nicht mag, zu trinken, was man verabscheut, und zu tun, was man lieber nicht täte." Für viele ist das Leben zu kurz für Verbote und Diäten.

Ist das Leben aber nicht auch dafür zu kurz, um mehrmals im Jahr zum Zahnklempner zu gehen? Und wie ist das Leben, wenn man mit 40 seine Zähne durch eine Parodontitis verliert? Gibt es dafür wirklich einen Ersatz? Manchmal vergessen wir also alle etwas ganz Wichtiges: Der größte Teil unserer Glücks beruht auf Gesundheit. Und trotzdem stößt man in der Medizin manchmal auf Krankheiten, die wir durch unseren Lebenswandel selbst auslösen. Für die Zahngesundheit gibt es dabei einen bedeutenden Unterschied: Die Lebensumstände, die uns krank machen, lassen sich mit Xylit, antibakteriellen Mundspülungen und non-invasiven Therapiemethoden ohne Einschränkungen leicht verändern. Die Gesundheit lässt sich trotz Zuckerkonsum verbessern und das Kariesrisiko nimmt ab. Das ist ein Weg. Die zweite Möglichkeit ist ein Mittelweg: je weniger Zucker, desto weniger Karies. Weniger klebrige Süßigkeiten, keine süßen Zwischenmahlzeiten, Xylit nach dem Essen und antibakterielle Mittel machen es möglich, dass das Kariesrisiko stark sinkt.

Der dritte Weg ist sicher der steinigste. Doch gleichzeitig ist es auch der einzige Weg, der an Zahnarztpraxen vorbei führt und Sie gesund hält: Xylit statt Zucker senkt das Kariesrisiko auf Null. „Die Bakterien halten

Xylitol für Zucker und versuchen, es zu verstoffwechseln", erklärt Herbert Dumfahrt, Professor an der Innsbrucker Uniklinik für Zahnerhaltung und Zahnersatz.[1] „Dadurch funktioniert ihr Stoffwechsel nicht mehr und sie sterben ab." Wo Xylit statt Zucker ist, da verhungern Kariesbakterien geradezu. Neben Xylit (Xylitol) gibt es noch andere Zuckeralkohole, die keine Karies verursachen:

- Maltit / Maltitol (E965) ist ein Zuckeralkohol, der aus Mais- und Weizenstärke gewonnen wird. Er hat etwa 90 Prozent der Süßkraft von herkömmlichem Zucker, er beeinflusst den Blutzuckerspiegel nur geringfügig und ist deshalb auch für Diabetiker geeignet. Hersteller setzen Maltit in zahnfreundlichen Lebensmitteln wie Schokolade ein, weil er von Bakterien nicht verstoffwechselt werden kann.[2] Er kann in größeren Mengen abführend wirken.[3]
- Isomalt (E935) wird aus Rübenzucker gewonnen. Er ist weniger süß, schmeckt aber fast genauso wie Zucker. Die Lebensmittelindustrie setzt Isomalt bereits in Bonbons, Kaugummis und Marmeladen ein, da er kalorienärmer, insulinunabhängig und zahnfreundlich ist. Einige Bakterien lernen Isomalt wohl nach einer längeren Anpassungsphase zu verstoffwechseln. Daher sollten Sie Isomalt nur sehr sporadisch verwenden.
- Laktit / Lactiol (E 966) ist ein Zuckeralkohol, der aus Milchzucker (Lactose) gewonnen wird. Er hat annähernd dieselbe Süßkraft wie gewöhnlicher Zucker. So wie alle Zuckeralkohole beeinflusst Laktit den Blutzuckerspiegel nur gering. Deshalb wird er in Diabetikerlebensmitteln eigesetzt. Bakterien der Mundhöhle können Laktit nicht oder nur in ganz geringen Mengen verstoffwechseln, weshalb auch keine oder kaum zahnschädliche Säuren entstehen.
- Sorbit / Sorbitol (E420) kommt auf natürliche Weise in Obstsorten wie Äpfel, Aprikosen, Birnen und Pflaumen vor. In der Lebensmittelindustrie wird der Zucker allerdings nicht aus Früchten, sondern aus Mais- und Weizenstärke kostengünstiger gewonnen. Auch Sorbit ist nicht ganz so süß; die Süßkraft ent-

spricht etwa 60 Prozent der des Zuckers. Sorbit liefert wie alle anderen Zuckeralkohole 2,4 kcal/g. Er gilt vielfach als nicht kariogen. Daher ist dieser Zuckeralkohol in vielen Zahnpasten und zahngesunden Süßigkeiten enthalten. Forscher gehen jedoch davon aus, dass Bakterien in der Mundhöhle lernen, Sorbit nach einigen Monaten zu verstoffwechseln. Daher sollten Sie Sorbit nur sporadisch nutzen.[4]

Der Tag ohne Zucker

Fast noch wichtiger als klebrige Süßigkeiten durch zahngesunde aus Malit oder Xylit zu ersetzen, ist zu erkennen, in welchen Lebensmitteln wie viel Zucker steckt. In vielen Fällen ist Verbrauchern nicht bewusst, wie viel Kristallzucker in manchen Produkten enthalten ist. Das beginnt schon ganz früh am Morgen. Die für die Zähne schlechteste Mahlzeit des Tages ist das Frühstück. Ohne jeden Zweifel ist es zwar theoretisch die Wichtigste, aber mit Marmeladen, Nussnougatcreme und Honig vielfach nicht die gesündeste Mahlzeit am Tag. Marmelade enthält etwa 50-75 Prozent Zucker. Kariesbakterien warten nur auf solche klebrigen Leckereien mit viel Rübenzucker.

Um ein Frühstück zahngesund zu machen, ist entweder eine kleine Umstellung notwendig oder Sie beginnen beispielsweise Marmeladen mit Xylit selber zu machen. Milchprodukte wie Käse, Hüttenkäse, Joghurt, Milch, Molke, Buttermilch und Butter liefern das notwendige Kalzium für die Zähne, remineralisieren sie und das enthaltene Fett schützt sogar zusätzlich vor Karies. Vollkornprodukte wie Vollkornbrot, Vollkornflocken, frisches Obst und Nüsse sind durch ihren hohen Ballaststoffanteil ein echtes Fitnesstraining für die Zähne.

Konkret kann ein zahngesundes Frühstück dann so aussehen: Joghurt mit Xylit und Erdbeeren, Himbeeren, Heidelbeeren oder anderem Obst. Wer auf Milchprodukte zurückgreifen kann, sollte das beim Frühstück auch tun. Eine Erdbeermilch, Buttermilch mit frischem Obst, Fruchtsalat,

Müsli mit Haferflocken und Vollkornbrot mit Käse, Wurst und Gemüse wie Paprika, Radieschen oder Gurken sind zahngesund. Auch Rühreier, Spiegeleier, Omeletten, Käseomeletten, hart gekochte Eier, Speck, Würstchen, Schinken oder Lachs bieten Kariesbakterien kein Futter. Aber Vorsicht: Trockenobst und Rohrzucker sind ähnlich kariogen wie Rübenzucker. Über Honig gibt es unterschiedliche Studienergebnisse: Ein Großteil der Forscher geht davon aus, dass auch er Karies verursachen kann. Naturbelassener Honig sei aber Experten zufolge weniger kariogen als Haushaltszucker, da dadurch weniger Plaque entstehe und er leicht antibakteriell wirke.

Ein süßes Frühstück braucht zwar etwas mehr Zeit, ist dafür aber zahngesund: Xylit kann Rübenzucker in Süßspeisen wie Pfannkuchen, Waffeln oder amerikanischen Pancakes eins zu eins ersetzen. Marmeladen lassen sich mit Xylit ganz einfach selber machen und Nussnugatcreme gibt es im Handel mit dem nicht kariogenen Maltit. Getränke wie Tee, Kaffee oder zuckerfreier Kakao lassen sich gut und lecker mit Xylit süßen. Bei Obstsäften sollten Sie darauf achten, dass Sie beispielsweise 100 Prozent Orangensaft ohne Zusatz von Zucker kaufen. Essen Sie dazu aber reichlich Milchprodukte oder lutschen Sie direkt danach ein Xylitbonbon, da Fruchtsäuren den Zahnschmelz aufweichen können. Die Säure im Mund kann man zusätzlich durch reichlich Wasser verdünnen und nahezu unschädlich machen. Das Bonbon oder der Kaugummi aus Xylit rundet das zahngesunde Frühstück generell ab.

In dieser Art und Weise zu frühstücken, kann schon viel für Ihre Zahngesundheit tun. Gewiss: Die süßen Zwischenmahlzeiten mit Rübenzucker durch zahngesunde Varianten wie Xylit oder Maltit zu ersetzen, ist der nächste wichtige Schritt. In verschiedenen Ländern der Welt ist natürlicher Zuckerersatz wie Stevia, Luo Han Guo oder Thaumatin beliebter. Stevia ist eine Pflanze namens Süßkraut oder auch „Honigkraut", deren Pulver in Brasilien, Ecuador, Paraguay, Südkorea, Taiwan, Japan oder Thailand täglich zum Süßen verwendet wird. Stevia ist ein weiteres Paradebeispiel für eine zahngesunde Alternative zum Rübenzucker. Es ist rein pflanzlich, nicht kariogen, es hat keine Kalorien und ist bis zu 200 Grad stabil. Backen und Kochen ist damit also möglich. Daran gibt es nur zwei Haken. Zum einen ist es 300-mal süßer als Zucker. Das heißt also, dass kleine Mengen schon völlig ausreichen. Beim Backen fehlt dann die „Masse". Zum anderen ist es ein ungewohnter Angriff auf die Geschmacksnerven. Nichtsdestotrotz setzen ihn Getränkehersteller bereits in den ersten Produkten ein. Wie in den Vereinigten Staaten, wo Coca Cola seine Lightgetränke mit Stevia süßt.

Mit Zucker gesüßte Säfte wie Limonaden, Cola oder Eistee sind im Grunde genommen keine Getränke, sondern vielmehr Süßigkeiten. Das ist die nächste Zuckerfalle im Laufe des Tages. Der durchschnittliche Zuckergehalt von süßen Getränken liegt bei 80 bis 120 Gramm pro Liter, also 20 bis 30 Stück Würfelzucker. Das können Sie vermeiden, indem Sie Lightgetränke kaufen. Ein Beispiel: Pepsi und Coca Cola süßen Ihre Lightprodukte mit Aspartam, einem Süßstoff, der synthetisch hergestellt wird. Solche Süßstoffe wie Aspartam, Acesulfam K, Cyclamat, Saccharin und Sucralose haben sehr wenige oder keine Kalorien, sie sind süßer als Zucker, und sie sind außerdem nicht kariogen.

Ganz selbstverständlich ist ungesüßter Tee und Wasser am besten – sowohl für den Körper als auch für die Zähne. Wasser kann Säuren im Mund nach dem Essen neutralisieren und ganz nebenbei ist viel Flüssigkeit für die Speichelproduktion nötig. Denn je mehr Speichel fließt, desto gesünder sind die Kauleisten. Im Wasser stecken zudem Mineralstoffe wie Kalzium und Magnesium, die für die Zähne und das Zahnfleisch wichtig sind. Abgepacktes Mineralwasser ist dabei in der Regel mineralstoffreicher als Leitungswasser und wird direkt an der Quelle abgefüllt. Natürliches Mineralwasser ist besonders reich an Mineralien, da es mindestens 1000 Milligramm gelöste Mineralsalze pro Liter enthalten muss. Daneben gibt es noch Quellwasser aus unterirdischen Quellen; die gesetzlichen Anforderungen an dieses Wasser sind nicht ganz so hoch: Es darf Spuren von Verunreinigungen und gleichzeitig weniger Mineralstoffe enthalten. Im Gegensatz zu diesen mineralstoffreichen Sorten ist Tafelwasser oder Sodawasser ganz normales Leitungswasser und kann dementsprechend unterschiedlich reich an Kalzium und Magnesium sein. Unabhängig von den Mineralstoffen braucht der Körper drei Liter Wasser am Tag, wobei er rund die Hälfte über die Nahrung aufnimmt. Durch viel Bewegung und Hitze steigt der Wasserbedarf. Allein durch Schwitzen, Atemluft und andere Körperfunktionen verliert er über den Tag verteilt 2,5 Liter an Flüssigkeit. Süßen Getränken ganz aus dem Weg zu gehen und sie mit Wasser, Tee oder Lightprodukten zu ersetzen, ist eine der höchsten Hürden. Limonaden, Liköre und mit Zucker versetzte Fruchtsäfte gehören damit der Vergangenheit an. Doch ein Trost bleibt. Eistee etwa kann man für die heißen Sommertage mit Xylit selbst machen. Früchtetee gibt es in vielen verschiedenen leckeren Sorten. So einfach sieht das zum Beispiel mit dem Klassiker Pfirsichtee aus: Tee kochen, abkühlen lassen und Xylit dazugeben. Dass selbst gemachte Getränke nicht immer mehr Aufwand bedeuten, zeigt sich am Fruchtsirup, den man mit Xylit statt Rübenzucker mühelos selber machen kann. Säfte wie Erdbeer- oder Waldbeersaft ohne Zuckerzusatz ist dennoch der einfachere und günstigere Weg. Allerdings sollten Sie nach sauren Fruchtsäften immer ein Xylitbonbon lutschen. Das puffert die Säuren im Mund. Solche zahnfreundlichen Bonbons sind vielfach mit dem roten „Zahnmännchen" mit Schirm ausgezeichnet. Umgekehrt bedeutet das aber nicht, dass Xylitbonbons ohne Zahnmännchen nicht zahnfreundlich sind. Achten Sie einfach darauf, dass Bonbons 100 Prozent Xylit enthalten und ihnen keine Zitronensäure zugesetzt sind.

Daneben gibt es auch zahnfreundliche Schokolade aus Maltit. Ein großer deutscher Schokoladenhersteller stellt etwa vier verschiedene Sorten an Maltit-Schokolade her. Und nicht nur das: Mittlerweile gibt es von Bonbons bis Gummibärchen, Nussnougatcreme, Müsliriegel, Vanillewaffeln, Pralinen, Eiscreme, Marshmallows oder Nougat-Meeresfrüchte etliche Süßigkeiten mit Maltit, die nicht kariogen sind. Rechnet man die Dinge hinzu, die man selbst kochen und backen kann, dann ist der Zuckerverzicht keine Einschränkung. Im Gegenteil, er eröffnet neue Möglichkeiten, die den Genuss sogar bewusster machen. Für Kinder ist es beispielsweise etwas ganz besonderes, Xylitbonbons zuhause selber zu machen. Praktischerweise kann Xylit durch seinen zuckerähnlichen Geschmack überall dort, wo es gewünscht wird, Zucker ersetzen: bei Süßspeisen, beim Kochen und beim Backen.

Rezepte für den Alltag

Zebrakäsekuchen

Zutaten für den Teig:
125g Margarine oder Butter
300g Mehl
70g Xylit
1 Ei
1 TL Backpulver

Zutaten für die Füllung:
125g Butter oder Margarine
5 Eier
270g Xylit
750g Quark
1 Päckchen zuckerfreier Vanillepudding
1/2 EL zuckerfreies Kakaopulver (Backkakao)

Zubereitung: Margarine, Mehl, Xylit, Ei und Backpulver zu einem Teig kneten; in eine gefettete Form geben und etwas andrücken. Den Ofen auf 175 Grad vorheizen. Alle Zutaten für die Füllung, außer das Kakaopulver, zusammenmischen und vermengen. Ein Viertel der Masse in eine andere Schüssel füllen und mit einem halben Esslöffel Kakaopulver mischen. Genau in die Mitte des Mürbeteigs zwei Kellen von der weißen Creme geben. Darauf 1 EL von der Kakaocreme geben. Den Vorgang wiederholen, bis beide Cremes aufgebraucht sind. Wichtig: Nicht glattstreichen! Die Masse verteilt sich von selbst.

Bei circa 175 Grad circa 1 Stunde backen und anschließend mindestens zwei Stunden abkühlen lassen.

Joghurtkuchen

Zutaten:
1 Becher Joghurt
3 Becher Mehl
2 ½Becher Xylit
1 Becher Öl
4 Eier
1 Päckchen Backpulver

Zubereitung: Eier und Xylit schaumig rühren. Danach alle weiteren Zutaten in einem kleinen Joghurtbecher abmessen, dazugeben und alles gut verrühren. Teig in eine gefettete Kastenform füllen und bei 180 Grad zirka 55 Minuten backen.

Xylit-Schokoplätzchen

Zutaten:
120 g weiche Butter
70 g Xylit
125 g Mehl
½ TL Backpulver
1 EL zuckerfreies Kakaopulver

Zubereitung: Den Backofen auf 180 Grad vorheizen. Dann Butter und Xylit in einer Schüssel schaumig rühren. Mehl, Back- und Kakaopulver dazugeben und zu einem Teig vermengen. Den Teig mit einem Esslöffel oder den Händen zu kleinen Kugeln formen, auf ein eingefettetes Backblech geben und flachdrücken. 15 Minuten bei 180 Grad backen.

Tiramisu

Zutaten:
1 Ei
1 Eigelb
70g Xylit
250g Mascarpone
Einige Tropfen Rumaroma
50 ml geschlagene Sahne
Löffelbiskuit
4 Espressi
Zuckerfreies Kakaopulver zum Bestreuen (Backkakao)

Zutaten Löffelbiskuits:
3 Eier
100g Xylit
1 Msp. Zitronenschale gerieben
130 g Mehl

Zubereitung Löffelbiskuits: Eier, Xylit und Zitronenschale im heißen Wasserbad zuerst einige Minuten warm schlagen, dann kalt schaumig schlagen. Das Mehl unterheben. Die Masse glatt auf ein Backblech streichen und mit ein wenig Xylit bestreuen. Bei 200 Grad 10-12 Minuten backen. Nach dem Backen in rechteckige Stücke schneiden.

Zubereitung Tiramisu: Das Eigelb und das Ei mit dem Xylit (im Wasserbad auf circa 82 Grad) schaumig rühren und dann kalt weiter rühren. Mascarpone, Rumaroma und zum Schluss die geschlagene Sahne unterheben. Die gebackenen Löffelbiskuits in Kaffee eintauchen, in eine beliebige Form legen und mit einem Teil der Mascarponecreme bedecken. Eine weitere Schicht von Biskuits darüberlegen und mit der restlichen Creme bedecken. Kalt stellen und vor dem Servieren mit Kakaopulver bestreuen.

Eiskonfekt:

Zutaten:
250g Kokosfett
70g zuckerfreies Kakaopulver
80g Magermilchpulver
300g Puderxylit
¼ Vanilleschote
Rumaroma

Zubereitung: Das Xylitpulver für einen besonders kühlenden Effekt im Mixer zu „Puderzucker" verarbeiten. Dann alle anderen Zutaten dazugeben, durchmischen und in Pralinenformen geben. Alternativ in eine normale Form geben und in Stücke schneiden.

Erdbeermarmelade

Zutaten:
500g Erdbeeren
500g Xylit
5g Vitamin-C Pulver

Zubereitung: Erdbeeren waschen und in kleine Stücke schneiden oder eventuell mixen. Zusammen mit dem Xylit und dem Vitamin-C-Pulver in einen Topf geben und zirka 30 Minuten bei mittlerer Hitze kochen.

Frühstücks-Muntermacher-Drink

Zutaten:
500g Naturjoghurt
250g Magerquark
700 ml Orangensaft
250g Magerquark
50g Xylit

Zubereitung: Mixen Sie alle Zutaten zusammen und servieren Sie den Frühstücksdrink gekühlt. Bei Bedarf mit etwas Mineralwasser strecken.

Erdbeerbonbons

Zutaten:
300 g Xylit
1 Teelöffel Erdbeer-Aroma-Öl
2-3 g Vitamin C-Pulver
2 EL getrocknete, fein gemahlene Erdbeeren oder fein gemahlene Erdbeer-crispies
Wahlweise zusätzlich eine Messerspitze Rote Beete-Pulver

Zubereitung: Alle Zutaten in einem Mixer gut durchmischen. Dann das trockene und vermischte Pulver in Silikonformen für Bonbons oder Pralinen füllen. Backofen auf 140 Grad vorheizen und 10 Minuten bei 140 Grad schmelzen lassen. Mindestens 12 Stunden abkühlen und aushärten lassen.

Tipps:
- Am besten die Bonbons abends herstellen und über Nacht abkühlen und härten lassen

- Rote Beete-Pulver können Sie selbst herstellen. Die gekochte Rote Beete in hauchdünne Scheiben schneiden, für 30 Minuten auf ein Backpapier bei 80 Grad in den Backofen legen, an der Luft austrocknen lassen und dann im Mixgerät ganz fein zermahlen
- Bezugsquellen für Aromaöle, Erdbeercrispies usw. finden Sie im Internet auf www.zahnarztluegen.de
- Vitamin C-Pulver ist in Apotheken erhältlich
- Mit natürlichen Aromaölen können Sie zudem Kirschbonbons, Kräuterbonbons, Himbeerbonbons usw. herstellen
- Für Vanillebonbons: Xylitpulver mit einer Vanilleschote vermischen und im Backofen schmelzen.

Zahngesund essen

Unsere Ernährung hat sich in den vergangenen einhundert Jahren so stark verändert, dass der menschliche Körper mit dieser Veränderung nicht mehr Schritt halten kann. Allen voran ist es zwar der Rübenzucker, der unsere Zähne krank macht. Doch andere Veränderungen leisten dem zusätzlich Vorschub. Unsere Nahrung ist weicher geworden. Es gibt kein richtiges Kauen mehr – so wie es bei Naturvölkern üblich ist. Dadurch fällt auch weniger Speichel an. Der Belag der Bakterien bleibt so leichter am Zahn und wird nur schwer weggespült. Darin tummeln sich Millionen Bakterien, die eine zahnzerstörende Säure produzieren. Lebensmittel wie Vollkornbrot, Rohkost, Getreidegerichte und Obst sorgen dafür, dass mehr Speichel fließt. Dadurch können sich die Zähne besser selbst reinigen.

Ein nächster wichtiger Schritt hin zu einer zahngesunden Ernährung besteht auch darin, kalziumreich zu essen. Denn Kalzium ist als Hauptbestandteil der Zähne klarerweise für deren Gesundheit sehr wichtig. In der ersten Hälfte des 20. Jahrhunderts waren Wissenschaftler noch davon überzeugt, dass Karies durch einen Vitamin- und Mineralstoffmangel entsteht. Erst als ein amerikanischer Forscher Bakterien auf den Zähnen entdeckte, erkannten Zahnärzte, wie Karies überhaupt entsteht. Längst haben sich Zahnärzte ans Werk gemacht: Sie bohren, überkronen, murksen am Zahnfleisch und doktern an den Zähnen herum. So kommt es der Branche heute wie gerufen, dass ein Kalziummangel ein Trend unserer Zeit ist. Durch Mangelernährung steht Kalzium oft nicht mehr in ausreichenden Mengen im Speichel zur Verfügung, da es für lebenswichtigere Körperfunktionen benötigt wird. Somit können sich Zähne nur noch begrenzt remineralisieren und sie werden anfälliger für Karies.

Klar weiß jedes Kind, dass Kalzium gut für Knochen und Zähne ist. Doch wie sich vielfach herausstellt, nehmen viele Menschen weit weniger Kalzium auf, als sie tatsächlich benötigen würden. Vielen scheint auch nicht bewusst zu sein, was ein Kalziummangel anrichten kann. Zum einen ist er bei Erkrankungen wie Parodontitis von Bedeutung. Zum anderen ist es wichtig, um die Zähne von außen zu remineralisieren, nachdem Säuren Kalzium aus dem Zahn gelöst haben.

Wenn heute Säuren auf die Zähne treffen, dann trumpfen Zahnärzte seit nun mehr als zwanzig Jahren mit dem „Allheilmittel" der modernen Zahnmedizin auf: Fluorid. Manchmal wirkt es deshalb fast so, als wäre Karies eine Fluoridmangelkrankheit. Doch wie sich in den letzten zwei Jahrzehnten herausstellte, kann Fluorid Karies nicht verhindern. Gravierender noch: Fast jeder Deutsche hat Karies und der Kariesbefall bei Schulkindern steigt wieder an. In Österreich leiden zwei von drei Kindern an der Zahnfäule. Zahnärzte in der Schweiz schlugen schon vor Jahren Alarm. Immer mehr schulpflichtige Kinder leiden wieder an Karies. Der gesunde Menschenverstand muss sich also dagegen wehren, Fluorid als ein Wundermittel zu sehen. Die Botschaft der Befürworter lautet derweil offensichtlich, dass Fluorid Karies in den Griff bekommt; mehr kann man und braucht man nicht zu tun. Bemerkenswert dabei ist, dass das Spurenelement Fluorid nur in äußerst geringen Mengen in Knochen und Zähnen vorhanden ist. Im Vergleich zu den 1.200 Gramm Kalzium im Körper eines Erwachsenen stellt Fluorid nur einen Bruchteil dessen dar. Nur vier bis fünf Gramm sind in Knochen und Zähnen eingelagert.

Fluorid stärkt die Zähne zwar von außen, doch Kalzium kann das genauso – so wie es die Natur vorgesehen hat. Die Ursache der Zahnprobleme vermag das Spurenelement nicht zu beheben und allein damit schlägt die Gewissheit immer mehr ins Gesicht: Fluorid ist nur eine Art Schadensbegrenzung auf Zeit. Komisch ist auch, dass fluoridreiche Nahrungsmittel wie Fisch nur sehr wenig Fluorid enthalten. So ist es nahezu unmöglich, die empfohlene Dosis für die Zähne durch die Nahrung zu decken. Empfohlen werden drei Milligramm für Frauen und vier für Männer. Durchschnittlich nimmt ein Mensch durch die Nahrung täglich aber nur 0,35 bis 0,75 Milligramm Fluorid auf. So bleibt Patienten nichts anderes übrig, als Fluoridtabletten für ihre Kinder zu kaufen und sich selbst mit Fluoridsalz oder Zahncreme zu versorgen. Damit können sie der Empfehlung der Zahnärzte erst nachkommen.

Während dessen nimmt die Versorgung der Bevölkerung mit Kalzium ab. Wer trinkt schon einen Liter Milch oder wer ist durchschnittlich 200 Gramm Käse am Tag? Zwar ist Kalzium in vielen verschiedenen Lebensmitteln vorhanden, doch gerade Milchprodukte sind kariesvorbeugend. Käse kann die Kariogenität zuckerhaltiger Lebensmittel gleichzeitig herabsetzen, indem er die Säuren puffert und den pH-Wert des Speichels wieder in einen – für die Zähne – ungefährlichen Bereich bringt. Das Gleiche gilt für andere Milchprodukte wie Sahne und Butter. Sie stimulieren den Speichelfluss, hemmen Bakterien und fördern durch Kalzium und Phosphat die Remineralisation des Zahnschmelzes.[5]

Karies lässt sich zwar nicht einzig und alleine durch ausreichend Kalzium bekämpfen, es stärkt aber den Zahnschmelz, das Dentin, den Alveolar- und Kieferknochen. Zudem verhilft ausreichend Kalzium auf natürliche und gesunde Weise zu weißen Zähnen. Internationale Studien haben bestätigt, je mehr Kalzium im Dentin vorhanden, desto weißer sind die Zähne.[6] Nur: Wissenschaftler sind sich nicht einig, wie viel man am Tag davon benötigt. 250 Milliliter Milch und 60 Gramm Hartkäse wie Emmentaler enthalten 1.000 Milligramm Kalzium und sollen den täglichen Bedarf eines Erwachsenen an Kalzium bereits decken. So empfiehlt es auch die Deutsche Gesellschaft für Ernährung (DGE). Einige Studien kommen aber zum Schluss, dass Erwachsene sogar bis zu 1.500 Milligramm Kalzium am Tag benötigen. Andere Untersuchungen empfehlen mit 1.200 etwas weniger. Ein Mittelwert, der deshalb für die Zahngesundheit zu empfehlen ist, liegt bei 1.250 Milligramm Kalzium täglich.

Am leichtesten lässt sich das durch Milchprodukte decken. Und doch gibt es eine Reihe an Lebensmitteln wie Roggenvollkornbrot, Hülsenfrüchte, Nüsse und Gemüsesorten wie Kohlrabi, Bleichsellerie, Fenchel, Lauch, Broccoli, Spinat oder Grünkohl, die reich an Kalzium sind. Auch Mineralwasser kann einen zusätzlichen Beitrag zur täglichen Versorgung mit Mineralstoffen leisten. Dabei gibt es aber oftmals recht wertloses Mineralwasser, das mineralstoffarm ist und fast kein Kalzium enthält. Verbraucher sollten deshalb darauf achten, Wasser mit einem Kalziumgehalt von mindestens 120 Milligramm pro Liter zu kaufen. Abhängig von der Quelle gibt es aber sogar Mineralwasser, das über 400 Milligramm pro Liter enthält. Zweieinhalb Liter eines solchen Wassers können so bereits den Tagesbedarf eines Erwachsenen an Kalzium vollständig decken. Natürliches Mineralwasser ist dabei besonders empfehlenswert, da es amtlich anerkannt ist und somit mindestens 1.000 Milligramm gelöste Mineralsalze pro Liter enthalten muss.

Wenn Kalzium über die Nahrung zu kurz kommt, können eventuell auch Nahrungsergänzungsmittel helfen, den täglichen Kalziumbedarf zu decken. Zumal es in Apotheken und Drogeriemärkten auch Produkte gibt, die in einer sinnvollen Kombination aus Kalzium und dem Einbauhelfer Vitamin D3 hergestellt werden. Um Kalzium im Körper auch aufnehmen und einlagern zu können, ist Vitamin D unentbehrlich. D-Vitamine werden im Körper mit Hilfe von UV-Licht in der Haut gebildet und sind in der Nahrung nur als Vorstufe vorhanden. Fehlt dem Körper Sonnenlicht durch verkürzte Tage im Winter oder lange Bürotage, führt das manchmal zu einem Mangel an Vitamin D. Dieses nützliche Vitamin regelt den Kalziumhaushalt und ist deshalb wichtig für die Zahngesundheit.

Nahrungsmittel	Kalziumanteil je 1oo g in mg
Parmesankäse	1.230
Milch/Joghurt	120
Käse	80-570
Hülsenfrüchte (Bohnen/Erbsen)	55-105
Kakaopulver	115
Mandeln/Haselnüsse	225-250
Erdnüsse/Walnüsse	65-85
Spinat	110

Im Winter kommt es gerade bei Bewegungsmuffeln zu einem Mangel an Vitamin D und ältere Menschen produzieren von Haus aus weniger als jüngere. Einen hohen Gehalt an Vitamin D haben übrigens Lebertran, bestimmte Fischarten und Avocados. Generell gilt aber: Die Nahrung ist eine schlechte Quelle für Vitamin D und kann nur zusätzlich sinnvoll sein.[7]

Was ist schlecht für die Zähne?

Als der Schriftsteller Mark Twain sagte, dass man die Erkenntnisse der Medizin auf eine knappe Formel bringen kann – Wasser, mäßig genossen, ist unschädlich – dann kannte er die unterschiedlichen Ernährungstheorien zur Zahnkaries noch nicht. Dann wäre sein Urteil vielleicht noch schärfer ausgefallen. Denn die Zahnmedizin leistet einer großen Verwirrung Vorschub: Was ist nun wirklich kariogen und was nicht? Generell neigen Zahnmediziner dazu, Karies unterschiedlich zu begründen. Mangelnde Zahnpflege, Fluoridmangel, Vererbung, Ernährung, soziale Schicht und Bildungsniveau. Und wo bleiben Bakterien dabei? Die Zahnärzteschaft tendiert gleichzeitig dazu, die Ursachen der Karies in schön bunten Diagrammen als Torte mit mehreren Kuchenstücken darzustellen. Wenn alle Faktoren aus diesem Kuchen wie Speichelfluss, Plaque, Zucker und Zeit ineinandergreifen, dann gerät das Ökosystem Mundhöhle – in den Augen der meisten Zahnmediziner – aus dem Gleichgewicht. Der Zahn wird krank. Zahnärzte übertreiben es dabei gnadenlos, die Zahnkaries mit unzähligen Faktoren zu begründen. Am Ende sind es Millionen Bakterien. Sie bleiben nach der Behandlung beim Zahnarzt weiter im Mund und verursachen heiter Karies.

Währenddessen tobt eine Art „Glaubenskrieg" unter Zahnärzten. Wovon ernähren sich diese „Zahnfresser"? Und was ist wirklich schlecht für die Zähne? Die Frage, ob nur Zucker Karies auslöst oder ob auch andere Lebensmittel von Bakterien zu Säuren vergärt werden, hat eine eigentlich unverrückbare Tatsache ins Wanken gebracht. Die Menschen sind durch die Aussagen der Zahnärzte verunsichert. Für die Branche kommt es wie gerufen, dass praktisch jeder Forscher eine eigene private Ernährungshypothese aufstellen kann. Einige Zahnärzte behaupten sogar tatsächlich, dass Fleisch, Obst- und Gemüsereste Karies verursachen. Ein Streifzug durch die wissenschaftliche Literatur gibt Aufschluss über die verschieden Ernährungstheorien. Eine davon sieht so aus: Gekochte Stärke wie Kartoffeln könne zwar von Bakterien nicht direkt „gefressen" werden, im Speichel werde sie aber zu Traubenzucker abgebaut.

Nahrungsmittel mit gekochter Stärke verursachten dann mehr Karies als Süßigkeiten, sagen manche. Sogar Vollkornprodukte seien kariogen. Andere widersprechen dem: Haushaltszucker besitze zweifelsfrei die größte Kariogenität, alles andere sei mehr als nur zweitrangig. Wie kommt es zu solchen Schwankungen in den Untersuchungsergebnissen? Die Antwort lautet: Es gibt keine Langzeituntersuchungen am Menschen darüber, ob eine Ernährung mit Stärke und ohne Zucker wirklich Karies verursacht. Im Gegenteil: Die Daten sind Laborwerte, aus denen Forscher dann ihre waghalsigen Schlussfolgerungen ziehen. Viele Informationen über Kohlenhydrate und Fruchtzucker beruhen deshalb nur auf einigen Messwerten, auf Spekulationen und auf Gutdünken. Die Xylitstudien von Turku unter Prof. Kauko Mäkinen zeigen aber eindeutig, dass die Kohlenhydrate-Theorie zu pessimistisch ist. Denn mit Xylit statt Zucker gab es nach zwei Jahren Laufzeit keine neue Karies.

Und die Studie, die von Zahnärzten immer wieder für ihre eigene Ernährungsempfehlung – nämlich klebrige Zwischenmahlzeiten zu meiden – herhalten muss, zeigt ebenfalls eindeutig, dass Zucker der Schuldige ist. Erst durch Haushaltszucker entfalten Bakterien ihre kariogene Wirkung. Diese Ergebnisse stammen aus der schwedischen Vipeholm-Studie.[8] Sie wurde in den vierziger Jahren an den Bewohnern eines schwedischen Heimes für geistig behinderten Menschen durchgeführt. Aus ethischer Sicht beginnen Zahnärzte nun immer schärfer gegen die damalige Untersuchung zu wettern. Jahrzehnte zuvor war sie die Grundlage für die Ratschläge der Zahnärzte. In jüngster Zeit wird unter Zahndoktoren aber sogar diskutiert, ob sie überhaupt noch zitiert werden dürfe.

Zwar waren die Teilnehmer durch eine zuckerreiche Ernährung damals tatsächlich leidtragende Versuchskaninchen. Doch die Ergebnisse sind heute von großer Bedeutung, um zu verstehen, welchen Einfluss die Ernährung auf Karies hat. Es scheint aber fast so, als hätte die Zahnärzteschaft nichts gegen die Art der Studie, sondern vielmehr gegen die Resultate. Ist es nur ein Trick, wenn Zahnärzte behaupten, dass urplötzlich alles kariogen ist? Die Antwort darauf gibt diese Fünfjahresstudie selbst: Alle 436 Teilnehmer aßen über einen Zeitraum von neun Monaten dasselbe. Pro Tag waren das 350 Gramm Kohlenhydrate, davon 90 g Zucker. Allerdings gab es nur vier Hauptmahlzeiten und keine Snacks zwischendurch. Der Karieszuwachs in dieser Zeit war gering. Im zweiten Teil der Studie wurden die Teilnehmer auf sechs Test- und eine Kontrollgruppe aufgeteilt. Eine Gruppe erhielt zusätzlich zu den Hauptmahlzeiten 24 Toffees, die sie über den Tag verteilt als Zwischenmahlzeit naschten. Das sorgte für vier neue Karieslöcher pro Jahr. Dann setzten sie die zuckerreichen, klebrigen Bonbons ab und der Karieszuwachs pendelte sich wieder bei den ursprünglich niedrigen Werten ein.[9] Mit dieser Studie konnten Forscher belegen, dass Kohlenhydrate zu den Hauptmahlzeiten keine Karies verursachen.

Der Zahnmedizin kommt es aber ganz gelegen, dass andere Forschungen nicht nur Zucker als Schuldigen ausmachen. Ganz nach dem Motto: „Alles zerstört die Zähne, also versuche es erst gar nicht, sondern gehe weiter fleißig zum Zahnarzt". Der wird es schon richten. Aber Moment mal: Wenn das so ist, warum war dann Karies früher ein Fremdwort? Kohlenhydratreiche Nahrungsmittel wie Kartoffeln und Brot gibt es doch schon länger? Bis vor gut 100 Jahren gab es kaum Zahnerkrankungen. Um es einmal ganz deutlich auszudrücken: Selbst der Gletschermann „Ötzi" hatte keinen einzigen kariösen Zahn, obwohl er sich laut Wissenschaftler damals mitunter von Getreidekörnern und Beeren ernährte. Er lebte und starb vor ca. 5.000 Jahren im Alter von ungefähr 40 Jahren. Damit hatte er damals deutlich bessere Zähne, als 95 Prozent der gleichaltrigen Deutschen heute und das ganz ohne Zahnpasta, Zahnseide und Zahnarzt.

Verursachen Obst und Getreide also wirklich Karies? Bei Obst haben Forscher in Tierversuchen Folgendes festgestellt: Wenn es den Hauptanteil der Ernährung ausmacht, kann es Karies auslösen. Doch als Teil einer ausgewogenen und gemischten Ernährung gibt es keinen Beweis dafür, dass Früchte Karies verursachen.[10] Der Forscher Paula Moynihan erklärte in Übereinstimmung mit der WHO über stärkehaltige Nahrungsmittel: Gekochte oder gebackene Stärke in Grundnahrungsmitteln wie Reis, Kartoffeln, Nudeln und Brot scheint beim Menschen eine nur sehr geringe Kariogenität aufzuweisen. Nur hitzebehandelte, stärkehaltige Nahrungsmittel werden durch die Hinzufügung von Zucker kariogen und gebackene zucker- und stärkehaltige Nahrungsmittel wie Kartoffelchips scheinen genauso kariogen zu sein wie Zucker.[11]

Das alles muss doch den Anstoß dazu geben, dass die zahnmedizinische Forschung heute ein für alle Mal in kontrollierten Studien am Menschen überprüft, ob ihre pessimistische Hypothesen über Kohlenhydrate nicht doch nur „Zahnarztlügen" sind. Aber wir leben in einer Welt, in der die Wahrheit lediglich an der Wahrnehmung der Zahnärzte liegt. Sie entscheiden nach Gutdünken und ohne wissenschaftliche Grundlage, welche Nahrungsmittel Karies verursachen und welche nicht. Ihr Vorteil liegt auf der Hand: Wenn ohnehin alles kariogen ist, warum sollte ich dann meine Ernährung ändern? Diese große Verwirrung ist also gleichzeitig ein großer Skandal in der heutigen Zahnmedizin. Denn sonst wüssten Zahnärzte doch längst, was Karies verursacht. Wie können sie denn bitteschön sonst mit einer Ernährungsberatung erfolgreich Prophylaxe leisten?

Und wie war das nochmal mit dem Obst? Zahnärzte behaupten einfach ins Blaue, dass auch Früchte als Teil einer ausgewogenen Ernährung Karies verursachen. Noch gravierender: Sie widersprechen den gängigen Ernährungsempfehlungen, indem sie behaupten, dass Obst und Früchte den Zahnschmelz wegätzen. Doch was für den Körper gut ist, sollte doch eigentlich auch für die Zähne gut sein, oder? Die Deutsche Gesellschaft für Ernährungsmedizin empfiehlt fünf Portionen Obst und Gemüse am Tag zu essen. Das ist gesund. Weil Attraktivität und Leistungsfähigkeit wichtige Werte unserer Zeit sind, die auch den Wunsch wecken, sich möglichst kalorienarm zu ernähren, folgen viele dieser Empfehlung. An und für sich ein redliches Ansinnen mit einem noch redlicherem Ergebnis: Gesundheit. Doch aufgrund des niedrigen pH-Wertes der meisten Obstsorten sollen die Fruchtsäuren im Mund auf Dauer Zahnschäden anrichten. Durch saure Fruchtsäfte und Essig komme es zu einem Verlust von Zahnhartsubstanz. Das bedeutet nichts anderes, als dass der Zahnschmelz dadurch aufgeweicht und abgetragen wird. Der Zahnarzt bezeichnet diesen Einfluss von Nahrungsmittel auf die Zähne als Erosion. Doch warum tragen Zahnärzte und Pharmafirmen dieses Zahnproblem plötzlich in die Öffentlichkeit und treten es dort breit? Entdecken Zahnärzte nun ihre heilende Ader, obwohl sie sonst auf eine Ernährungsberatung verzichten?

Während Bakterien erst etwa zehn Minuten nach dem Essen Nahrungsbestandteile zu Säuren vergären können, greifen Säuren aus Obst und Säften die Zähne angeblich sofort an. Zahnärzte gehen davon aus, dass Zahnerosion ein weitverbreitetes Problem ist und durch unsere Ernährungsgewohnheiten weiter an Bedeutung gewinnen wird. Da es aber keinen einheitlichen Messindex für die Einschätzung des Problems gibt, tappen hier Zahnmediziner mal wieder weitgehend im Dunkeln. Wissenschaftliche Studien fehlen. Deshalb drängt sich die Frage auf, wie tragisch sind Säuren wirklich? Säure könne den Schmelz über die Jahre hinweg regelrecht anätzen und den Zahnschmelz im schlimmsten Fall völlig zerstören und auflösen. Stimmt das wirklich oder wollen sich Zahnärzte damit in Zukunft nur Arbeit schaffen, weil Karies gerade bei Kindern auf dem Rückmarsch ist? Man muss ja schließlich auch an seine Zukunft denken. Wer kann als Laie schon beurteilen, ob durch Säure entstandene Schäden auch behandelt werden müssen? Diese neue Verunsicherung der Patienten kam Herstellern gerade recht, die nun Mundspülungen und Zahnpasten anbieten, die diesem Effekt angeblich vorbeugen können.

Das wirklich Problematische an Limonaden und Fruchtsaftgetränken ist nicht die Säure, sondern vielmehr die Süße. Der Rübenzucker ist zum einen ein gefundenes Fressen für Bakterien, zum anderen sind die säuregeschädigten Zähne Bakterien schutzlos ausgeliefert. Saure Lebensmittel machen den Zahn spröde, porös und somit öffnet man Bakterien Tür und Tor. Karies kann entstehen.

Die Zahnmedizin neigt aber dazu, Säuren zu einem größeren Problem zu machen, als sie eigentlich sind und Zahnärzte drängen damit die weitaus schädlicheren bakteriellen Säuren in den Hintergrund. Denn wenn man Medienberichten glaubt, dann ist Orangensaft ein pures Gift. Wenn es so weiter geht, bleiben wenige Lebensmittel übrig, die man noch ohne schlechtes Gewissen weiter in den Einkaufswagen packen darf. Daran schließt sich auch die Frage an, warum etwa Orangensaft für den Körper in höchsten Tönen gelobt wird und für die Zähne soll er reines Gift sein. Was soll der Verbraucher da noch glauben? Was kann er essen und was nicht?

Es wäre nicht das erste Mal in der Medizin, dass Krankheiten geschaffen werden, die es eigentlich nicht gibt. Disease Mongering nennt sich dieses Phänomen, das aus gesunden Menschen Patienten macht, um damit Märkte für neue Produkte zu schaffen, die es eigentlich nicht bräuchte. Die besten Beispiele dafür sind das Reizdarmsyndrom oder das Sissi-Syndrom.[12] Seit ein paar Jahren gibt es nun diese Erosion, die vorher nicht mal Zahnärzte kannten. Eigentlich wäre es für die Zahngesundheit der Menschen sinnvoll, erst einmal Karies und Parodontitis den Gar auszumachen, bevor sich die Zahnmedizin und Hersteller an weniger wichtigere Dinge heranwagen. Denn auch wenn die Kleinkinder mittlerweile weitgehend kariesfrei sind, sieht es bei den Erwachsenen nicht annähernd so gut aus.

Wirklich gefährlich für die Zähne ist auf Dauer hauptsächlich Zitronensäure. Einige Zahnmediziner sehen in Soft-Drinks mit Zitronensäure die neue „Zahnpest". Das Bundesinstitut für Risikobewertung sieht ebenfalls eine Gefahr in solchen säurehaltigen Erfrischungsgetränken und fordert deshalb sogar Warnhinweise auf solchen Produkten. Zitronensäure in Getränken wirkt besonders erosiv, da sie das Kalzium im Speichel an sich bindet (Kalziumzitrat) und damit die Remineralisierung hemmt. Immer mehr industrielle Lebensmittel werden mit Zitronensäure frischer und haltbarer gemacht. Offenbar treten solche Säureschäden besonders bei Personen auf, die Limonaden lieben. Erschwerend hinzu kommt, dass sich der Zahnschmelz generell nur sehr langsam wieder erholen kann.

Weltweit produzieren Hersteller jährlich etwa 1,1 Millionen Tonnen Zitronensäure; das entspricht ungefähr dem zehnfachen Säuregehalt der gesamten, weltweiten Zitronenernte. Zugesetzte Zitronensäure zu vermeiden, ist aber nicht einfach: Selbst Babynahrung, Obst- oder Gemüsebrei, Marmeladen, Bonbons und Gummibärchen werden damit saurer und haltbarer gemacht. Gerade bei Erfrischungsgetränken kommt sie zum Einsatz. Schätzungen zufolge soll jeder zweite Jugendliche vor allem deshalb leichte bis mittlere Zahnschmelzschäden haben. Sportgetränke sind dabei nicht ausgenommen, denn ihr erosives Potenzial ist fast genauso groß. Die wahre Zahnpest sind also Getränke mit Zitronensäure, die Sie eher selten trinken sollten. Dann hat der Zahnschmelz Zeit, sich wieder zu erholen. Lutschen Sie nach solchen Getränken immer Xylitbonbons oder kauen Sie Kaugummis mit Xylit. Das erhöht den pH-Wert im Mund, die Säure wird also neutralisiert.

Fruchtgetränke wie Smoothies sind mit einem pH-Wert von 3,5 - 4 ebenfalls nicht sonderlich zahnfreundlich. Saure Südfrüchte wie Ananas, Kiwi, Orangen, Zitronen, Nektarinen, aber auch heimisches Obst wie Äpfel, Stachel- und Johannisbeeren können den Zahnschmelz aufweichen. Deshalb sollten Sie solche Früchte immer mit Milchprodukten und Xylit kombinieren. Essig oder in Essig eingelegtes Gemüse, die in Cola enthaltenen Phosphorsäure und die häufig als Konservierungsstoff eingesetzte Ascorbinsäure (Vitamin C) schwächen den Schmelz auf Dauer auch. Lutschbonbons und Brausetabletten mit Vitamin C mögen zwar für den Körper gut sein, für die Zähne sind Kapseln und Tabletten aber besser.

Dabei steht fest, dass der Säuregehalt und die Dosis das „Gift" ausmachen. Somit muss also niemand auf Obst verzichten. Es genügt darauf zu achten, Zitronensäure aus dem Weg zu gehen und dafür zu sorgen, dass die verlorenen Mineralien schnell wieder in den Zahn gelangen können. Unmittelbar nach dem Essen ist zum Beispiel ein Stück Käse gut für die Zähne. Bei zitronensäurehaltigen Getränken erholt sich der Zahnschmelz nur sehr langsam von dieser Säureeinwirkung, und bevor sich die Zähne wieder remineralisieren können, steht schon der nächste Salat oder die nächste Limonade auf dem Speiseplan. Die Säure in manchen Lebensmitteln lässt sich aber gut mit Milchprodukten puffern: Das Salatdressing mit Joghurt oder Sahne verfeinert, kann da schon helfen. Der Zahnschmelz kann sich auf natürliche Weise von den Angriffen durch Essig, Zitronensäure, Ascorbinsäure, saure Südfrüchte, Fruchtsäfte und Limonaden wieder erholen. Wer aber die Zähne direkt nach dem Essen von sauren

Sachen putzt, bevor sich der Schmelz wieder härten kann, schadet dem erweichten Zahnschmelz erst wirklich. Die Säuren im Mund kann man zusätzlich durch reichlich Wasser verdünnen und nahezu unschädlich machen. Dabei spielt es kaum eine Rolle, ob Mineralwasser naturbelassen oder mit Kohlensäure versetzt ist. So können Sie Säuren relativ gut neutralisieren und den Zahnschmelz schützen. Trotz Erosionspanik steht zudem fest: Niemand verliert seine Zähne durch Säureschäden.

Wichtig: Nach dem Essen von sauren Früchten, Essig, Fruchtsäften und Limonaden mit Zitronensäure mindestens eine Stunde mit dem Zähneputzen warten!

„Wenn etwas kleiner ist als das Größte, so ist es darum noch lange nicht unbedeutend."

(Lucius Annaeus Seneca)

Kapitel 4

Was Sie für gesundes Zahnfleisch tun können

Der Einfluss der Ernährung auf Zahnfleischerkrankungen ist bislang nur wenig erforscht. Bis heute haben verschiedene Wissenschaftler weltweit fast ausschließlich Querschnittstudien hervorgebracht. Genau jene werden nur einmalig über einen relativ kurzen Zeitraum durchgeführt. Aussagekräftige und hochwertige wissenschaftliche Untersuchungen fehlen teilweise. Jedes Jahr erscheinen in medizinischen Fachzeitschriften etwa 25.000 Aufsätze über Studien und Untersuchungen, die zum Teil sogar über ein und dieselben Themen unterschiedliche Ergebnisse zutage fördern. Das darf aber keine Ausrede für Zahnärzte sein, das vollkommen außen vor zu lassen. Denn mit dem Blick auf die Ernährung ergibt sich plötzlich ein ganz anderes Bild von Karies und Parodontitis: Bestimmte Nahrungsmittel verbessern die Gesundheit und unterstützen die Heilung.

Ernährungsbedingte Infektionskrankheiten lassen sich dadurch heilen, die Ernährung zu verändern und die Infektionskette zu unterbrechen. In mehreren wissenschaftlichen Untersuchungen ließ sich Karies durch den vollständigen Verzicht auf Zucker vollständig vermeiden.[1] Dass Zucker die ausschlaggebende Rolle bei der Entstehung von Karies und ihrem Voranschreiten spielt, ist wissenschaftlich immer wieder belegt worden.[2] Doch die Zuckerindustrie ist seit Jahren mit Gegenstudien darum bemüht, das Gegenteil zu beweisen. Während der Zusammenhang zwischen Zucker und Karies früher noch leicht nachweisbar war, stärkt heute Fluorid die Abwehrfaktoren und dadurch ist der Zusammenhang nicht immer in gleicher Weise offensichtlich. Trotzdem kommen Forscher immer wieder zum selben Schluss: Auch mit Fluorid ist ein enger Zusammenhang zwischen Zucker, Zwischenmahlzeiten und Karies oder Zahnfleischerkrankungen unstrittig.[3] Wenn also die Süßwarenindustrie davon spricht, dass Zucker heute nicht mehr für Karies verantwortlich gemacht werden kann, dann ist das schlichtweg gelogen: Das Durchschnittskind leidet an Karies und fast jeder Erwachsene leidet an Karies. Auch die Botschaft, dass Zucker durch die Fluoridanwendung kein Problem mehr darstelle, ist Teil dieser Ausflüchte. Denn Bakterien ernähren sich von Zucker und vermehren sich damit in rasanter Geschwindigkeit. Fluoride schützten dann allerhöchstens zeitweise vor Karies, Zahnfleischerkrankungen können sie nicht vorbeugen.

Was also kann man gegen Zahnfleischerkrankungen tun? Eine Ernährung ohne raffinierte Kohlenhydrate verringert das Zahnfleischbluten in wenigen Wochen. Das ergaben Studien in der ganzen Welt.[4] Als der Zuckerkonsum in einer Arbeit in einem Zeitraum zwischen vier und 21 Tagen zurückgeschraubt wurde, gingen Zahnfleischentzündungen stark zurück. Hinzu kommt, dass die modernen Ernährungsgewohnheiten mit Rübenzucker zu einer Reihe an systematischen Krankheiten führen kann: „Meine Untersuchungen von koronaren Herzerkrankungen haben mich zweifellos überzeugt, dass Zucker eine beachtenswerte Rolle für diese moderne Epidemie spielt, erklärt der Wissenschaftler John Yudkin."[5] Aus evolutionärer Sicht sind es raffinierte Kohlenhydrate wie Weißmehl und Rübenzucker, die höchstwahrscheinlich Schuld an Zivilisationskrankheiten sind und nicht Fette, wie es immer wieder behauptet wird. Zu diesem Ergebnis kamen Experten wie Thomas Cleave und John Yudkin, die das Thema eingehend erforscht haben.[6] Der Einfluss von Zucker auf die generelle Gesundheit wird derzeit noch kontrovers diskutiert, für die Mundgesundheit steht die Wirkung von Nahrungsmitteln auf die Zähne und das Zahnfleisch aber außer Frage.

Während Bakterien durch eine kariogene Ernährung Entzündungen auslösen und Menschen ernsthaft krank werden, wird die Liste der angeblichen Risikofaktoren für Entzündungen des Zahnfleisches (Gingivitis) und des Zahnhalteapparats (Parodontitis) in der Zahnmedizin jeden Tag länger. So, als ob Bakterien keine Rolle spielen würden. Das Immunsystem, Stress, Rauchen, Hormonumstellung sind nur einige davon. Mit jedem neuen Risikofaktor in dieser Liste wird alles aber nur noch unglaubwürdiger. Zweifelsfrei sind es allen voran zerstörerische Bakterien, die das Zahnfleisch reizen und sich erst mit einer zuckerreichen Ernährung so stark vermehren können, dass sie zur Gefahr werden. Menschen werden krank.

Gesundes Zahnfleisch ist eigentlich leicht rosa, blutet und schmerzt nicht, wenn man es berührt. Wenn das Zahnfleisch krank ist, dann versucht der Körper durch eine Entzündung wieder gesund zu werden. So entsteht entweder eine akute oder chronische Entzündung. Das Zahnfleisch schwillt an, blutet leicht und ist kirschrot statt rosa. Da zunächst keine Schmerzen auftreten, ist Zahnfleischbluten ein wichtiges Alarmsignal, das auf eine drohende Parodontitis hinweisen kann. Andere Symptome sind: starker Mundgeruch, Eiterausfluss aus den Taschen, das Zahnfleisch geht zurück, die Zahnstellung verändert sich und Zähne werden locker. Diese Krankheit wiegt so schwer, dass sich das Leben stark verändert: Denn die Zähne fallen aus.

Dieses Dilemma hält Zahnärzte nicht davon ab, Nachsorge statt Vorsorge zu betreiben. Nur wenige Patienten kommen deshalb in den Genuss einer weitreichenden Beratung. So bleibt die Frage: Was kann die Ernährung für gesundes Zahnfleisch tun?

Etliche Studien zeigten etwa, dass ein Kalziummangel mit einem erhöhten Risiko für Parodontitis einhergeht. Zu wenig Kalzium und Vitamin D können sogar zu Veränderungen im Alveolarknochen führen, also jenem Knochen im Kiefer, in dem die Zähne im Idealfall fest verankert sind. Nur wer ausreichend Kalzium zu sich nimmt, gibt dem Körper eine Chance, der bakteriellen Invasion standzuhalten. 1.000 - 1.200 Milligramm am Tag verringern das Risiko erheblich, die Zähne bei einer Parodontitis zu verlieren.[7] Studien und Untersuchungen bestätigen auch, dass Vitamin D die Zähne stärkt. Es wirkt sich positiv auf das Zahnfleisch aus und verringert damit das Risiko, an Gingivitis und Parodontitis zu erkranken. Studienteilnehmer mit einem hohen Gehalt an Vitamin D im Blut litten kaum an Zahnfleischerkrankungen und Zahnfleischbluten. Woran das genau liegt, können Forscher nur vermuten: Es stärkt wahrscheinlich das Immunsystem. Denn der Körper braucht es, um Abwehrzellen richtig entwickeln zu können.

Nicht nur Kalzium und Vitamin D sind gut für das Zahnfleisch. Seit dem Ende der 80er Jahre untersuchen Wissenschaftler den Einfluss von Magnesium auf die Mundgesundheit. 1989 offenbarte eine solche Untersuchung, dass Magnesium das Fundament für die Heilung einer bestimmten Munderkrankung legt: Parodontitis. Die Zahnbetterkrankung konnte bei Patienten wesentlich besser und schneller heilen, wenn sie ihren Körper zusätzlich mit Magnesiumpräparaten versorgten. Demnach hatten Teilnehmer der Studie mit dem höchsten Magnesium- und Kalziumverhältnis den geringsten Attachmentverlust.[8] Dieser Verlust ist die in Millimeter berechnete Strecke, die den Rückgang des Zahnfleischs bemisst, um die Schwere der Krankheit einzuschätzen. Verschiedene Studien zeigen, dass eine zusätzliche Magnesiumzufuhr die Erkrankung verzögern oder dieser sogar vorbeugen kann. Langsam keimte bei Wissenschaftlern der Verdacht, Magnesium unterstützt nicht nur die Heilung. So zeigten weitere Untersuchungen, dass Magnesiummangel die Freisetzung und Wirkung von Vitamin D reduziert. Dies kann dazu beitragen, dass die Kalziumaufnahme im Darm und in der Niere vermindert ist und der Körper schließlich auf die Depots zurückgreifen muss. Im Notfall kann das lebenswichtige Kalzium nämlich aus den Zähnen und Knochen gelöst werden, wodurch sich die Knochendichte verringert.[9] Warum Magnesium die Heilung einer Entzündung des Zahnhalteapparates beschleunigen kann, ist noch relativ unerforscht. Wissenschaftler gehen aber davon aus, dass der Magnesiumhaushalt eine große Rolle im Immunsystem spielt und die Immunabwehr wesentlich beeinflusst.[10] Forscher an der Universität Greifswald haben in einer Studie mit 4.000 Probanden nachgewiesen, dass eine hohe Konzentration von Magnesium im Blut das Risiko für Zahnfleischentzündungen senkt. Damit wird gleichzeitig dem altersbedingten Zahnverlust effektiv vorgebeugt.[11]

Nur selten kommen diese wissenschaftlichen Erkenntnisse auch Patienten während ihrer langwierigen Parodontitis-Behandlung zugute. Im Gegenteil: Nachdem immer mehr Studien den Zusammenhang von Magnesium und Parodontitis untermauern, betont die Zahnmedizin umso mehr, dass solche Therapieansätze nur ein minimaler Bruchteil des großen Ganzen bleiben. Betroffene sollten ja nicht glauben, dass große Mengen Magnesium ihre Krankheit heilen könnten. Das Peinliche an solchen Aussagen ist nur: Die richtige Ernährung bewahrt vor dieser Erkrankung und ist damit für Patienten wertvoller als jede spätere Therapie und Behandlung beim Zahnarzt. Wenn es solche wissenschaftlichen Nachrichten doch mal in die zahnärztliche Praxis schaffen, dann kommen teilweise verrückte Ratschläge zustande: So sollen Patienten magnesiumreiche Bananen für die Heilung ihres durch Keime entzündeten Zahnfleischs essen. Zunächst wäre es aber wichtiger, die Bakterien aus der Mundhöhle zu entfernen, bevor Magnesium die Heilung unterstützen kann.

Nichtsdestotrotz ist der Mineralstoff für das Zahnfleisch wichtig. Doch nur etwa 70 Prozent der deutschen Bevölkerung können ihren Tagesbedarf an Magnesium über die Nahrung decken. Der Magnesiumbedarf liegt für Jugendliche ab dem 15. Lebensjahr und Erwachsene bei 300 bis 400 Milligramm täglich. Ein Magnesiummangel zeigt sich durch nervöse Störungen, Schwindelzustände, Kribbeln in Händen und Füßen und nicht zuletzt durch Muskelkrämpfe. [12]

Damit es erst gar nicht so weit kommt, braucht der Körper ausreichend von diesem Mineralstoff. Fleisch, Gemüse und Mineralwasser sind gute Magnesiumlieferanten. Zusätzlich kann Salz den Körper mit einigen Mineralstoffen versorgen. Nicht raffiniertes Salz enthält neben Natrium und Chlorid noch etwa zwei Prozent zusätzliche Mineralstoffe. Sechs Gramm eines nicht raffinierten Salzes aus dem Bioladen oder Reformhaus enthalten vielfach nur wenig Kalzium, dafür aber ungefähr 100

Milligramm Magnesium. Dabei ist aber nicht alles Gold, was glänzt: Bei Himalaya-Salz sollten Verbraucher vorsichtig sein. Obwohl Hersteller von Himalaya-Salz vielfach 84 verschiedene Mineralien versprechen, steckt darin oft nicht viel mehr als im handelsüblichen Salz. Als einzigen Unterschied zu herkömmlichem Speisesalz hat das Bayerische Landesamt für Gesundheit und Lebensmittelsicherheit ein breiteres Mineralstoffspektrum ausgemacht. Allerdings fand das Amt statt der zugesagten 84 nur acht Mineralstoffe – und die meisten nur in minimalen Spuren.[13]

Nahrungsmittel	Magnesiumanteil je 100 g in mg
Kakaopulver	415
Erdnüsse, Mandeln, Haselnüsse	130-180
Bohnen, Erbsen, Linsen	77-130
Parmesankäse	42
Schweinefleisch	4-27
Rindfleisch	17-21
Huhn	15
Pute	18
Fisch	14-23
Eiernudeln	67
Spinat	50
Vollkornprodukte	90

Die Nachsorge ist in der Zahnmedizin ein weitverbreitetes Phänomen. Es ist aber mehr als nur ein Zeitvertreib der Zahnärzte. Sie fördern die spätere Behandlung der Krankheiten nach Kräften, weil sie daran Milliarden verdienen. So betreiben Zahnärzte kaum Vorsorge und informieren ihre Patienten nicht über ihr Risiko an Parodontitis zu erkranken. Das Credo lautet insgeheim: Zahnärzte haben ein Recht auf diese Einnahmequelle. Deshalb bekommen Patienten so gut wie keine Ernährungsberatung. Dabei ist klar, dass eine zuckerarme und ausgewogene Ernährung vor Zahnfleischentzündungen schützen kann.

Ein Zinkmangel kann beispielsweise die Widerstandsfähigkeit des

Zahnfleisches gegen Bakterien verringern; es reagiert also erheblich empfindlicher auf schädliche Stoffwechselprodukte der Keime. Wer zu wenig Zink zu sich nimmt, leidet häufiger an Entzündungen der Haut, der Schleimhäute und an verzögerter Wundheilung. Gerade in jüngster Zeit ist der Zinkmangel einer der weitverbreitetesten, ernährungsbedingten Mangelerscheinungen. Einige Erklärungsversuche von Experten sind diesbezüglich zwar nur Spekulationen, trotzdem dürfte im Kern ein Stückchen Wahrheit stecken. Durch die moderne Landwirtschaft seien Böden und somit auch darauf angebautes Gemüse oder Getreide relativ zinkarm. Generell fehlen heute trotz vielseitigem Nahrungsangebot vielfach Mineralstoffe wie Kalzium, Magnesium und Zink. Besonders wichtig ist Zink für das Körperwachstum, den Eiweißstoffwechsel und das körpereigene Abwehrsystem.

Wird unser Körper von Viren und Bakterien attackiert, dann baut er ein Schutzschild auf. Ein Beispiel dafür sind Killer- oder Fresszellen des Immunsystems, die alles Feindliche verschlingen. Viele dieser Abwehrmechanismen brauchen Zink. Zudem wird dem Spurenelement auch eine direkte antibakterielle Wirkung nachgesagt. Deshalb gibt es auch aus zahnmedizinischer Sicht Untersuchungen, die Aufschluss über eine antibakterielle Wirkung im Mund geben. In Studien konnte mit Zink angereichertes Mundwasser das Plaquewachstum von schädlichen Keimen in der Mundhöhle hemmen und Zahnfleischentzündungen vorbeugen.[14] Zink ist in tierischen Nahrungsmitteln einschließlich Milchprodukten und Eiern enthalten. Besonders viel enthalten aber Sonnenblumenkerne, Weizenkleie, Austern, Leber, Cashewkerne, Kalbfleisch und Haferflocken.

So wie Zink Zahnfleischerkrankungen vorbeugen kann, so spielt auch das Spurenelement Eisen für die Mundgesundheit eine Rolle. Ein ausgeprägter Eisenmangel kann als Ursache hinter Krankheiten wie Gingivitis oder Parodontitis stecken. Experten stellen neuerdings immer öfter fest, dass ein solcher Eisenmangel kein seltenes Phänomen ist, das nur ganze wenige in der Bevölkerung betrifft: 40 Prozent der menstruierenden Frauen nehmen nicht genügend Eisen zu sich. Im Durchschnitt leiden wohl 25 Prozent an einem Mangel. Die Deutsche Gesellschaft für Ernährung gibt den Tagesbedarf an Eisen für Männer mit zehn und für Frauen mit 15 Milligramm an. Eisen kommt dabei vor allem in Fleisch- und Wurstwaren vor, wobei für Vegetarier Brokkoli, Eier, Nüsse, Vollkornprodukte und Obst gute Lieferanten für Eisen sind. Vitamin-C-haltige Lebensmittel sollen die Aufnahme von Eisen im Körper erheblich erhöhen und wirken ganz abgesehen davon auch direkt positiv auf das Zahnfleisch sowie auf das Immunsystem. Mit Ausnahme von Eisen und Zink tritt ein Mangel an den anderen Spurenelementen Jod, Chrom, Selen, Mangan, Molybdän und Kupfer in Industrieländern nur äußerst selten auf.

Solche Spurenelemente wie Eisen und Zink alleine sind an und für sich noch keine überirdischen Wundermittel. Beide sind erst der Anfang, der dem Patienten und dem Zahnfleisch Halt geben kann. Im Grunde ist der Zusammenhang zwischen dem, was Sie essen und Ihrer Gesundheit ganz einfach: Jeder Mensch hat Millionen Bakterien in der Mundhöhle. Unser Immunsystem hält sie in Schach, solange der Körper nicht etwa durch einen Mineralstoff- oder Vitaminmangel geschwächt ist.

Vitamine in Zahnpasten

Eine Studie konnte bestätigen, dass die tägliche lokale Anwendung von Vitamin A gut für das Zahnfleisch sein kann. Daraufhin hat sich ein Hersteller dieses Wissen zunutze gemacht und eine Zahncreme mit Vitamin A auf den Markt gebracht.[15] Ein anderer setzt hingegen auf Vitamin E für gesundes Zahnfleisch. Wie wichtig sind Vitamine wirklich? Sie könnten natürlich Ihren Zahnarzt bitten diese Frage zu beantworten, doch bei der Suche nach der Wahrheit ist er wahrscheinlich nicht besonders hilfreich. Im besten Fall weiß er die Antwort nicht, da er sich nicht um wissenschaftliche Erkenntnisse schert oder er sieht einfach keine Notwendigkeit darin, seine Informationen zu teilen.

Manchmal da schlüpft der letzte Tropfen Wissenschaft dann in einen Zahnarzt, der sich lieber der Forschung widmet, als weiter Patienten zu behandeln und der dann im richtigen Moment die richtigen Tipps gibt. Er untersucht neue Therapiemethoden und will wissen, was uns helfen kann. Es wäre vermessen zu sagen, dass Forschung des Rätsels Lösung ist, wenn man bedenkt, dass auch dort häufig wieder wirtschaftliche Interessen verfolgt werden. Und so ähnlich verhält es sich auch mit den Herstellern von Zahnpasten, die womöglich nur einen Aufhänger suchen, damit sich ihr Produkt von anderen hervorheben kann.

Vitamin A (Retinol) in Zahnpasten soll demnach gut für das Zahnfleisch sein. Es ist ein fettlösliches Vitamin, das eigentlich nur in tierischen Nahrungsmitteln vorkommt. Viele Pflanzen und einige Tierprodukte enthalten zudem so genannte Carotinoide, aus denen der Mensch im Darm dann Vitamin A bildet. Ein Mangel an Vitamin A kann zu Schäden an der Haut und an den Schleimhäuten führen. Es soll deshalb die Widerstandsfähigkeit gegen Schleimhautentzündungen erhöhen und die Wundheilung anregen. In der Mundhöhle spielt Vitamin A laut Herstellern eine wichtige Rolle beim Aufbau und der Teilung der Zellen der Mundschleimhaut. Einen Haken hat die ganze Geschichte aber: Ein Mangel an Vitamin A kommt in Industrieländern kaum vor. Experten gehen sogar davon aus, dass die meisten weitaus mehr Vitamin A zu sich nehmen als sie brauchen. Trotzdem stehen Zahnfleischentzündungen an der Tagesordnung. Die Frage stellt sich also, ob Vitamin A überhaupt noch zusätzlich zur Ernährung in Form von Zahnpasta auf die Zähne und das Zahnfleisch aufgetragen werden muss.

Dazu sei noch erwähnt, dass Vitamin A zwar wichtig für die Schleimhäute des Körpers ist, allerdings gibt es bislang nur wenige Studien über oberflächlich aufgetragenes Vitamin A auf die Wirkung von Zahnfleisch und vor allem Zahnfleischerkrankungen. Untersuchungen kamen zu dem Schluss, dass Vitamin A nach 18-tägiger Anwendung kaum Einfluss auf eine bestehende Gingivitis hatte.[16] Eine bestätigte Wirkung hat Vitamin A eher auf den Aufbau von kalkhaltigen Strukturen wie eben Zähne: Ein Mangel kann eine Fehlbildung des Zahnschmelzes und sogar mangelhaften Zahnaufbau bei Kindern verursachen. Das Vitamin spielt damit eine wichtige Rolle bei der Zahnentwicklung. Zwar kann zu wenig Vitamin A das Risiko erhöhen an Zahnfleischentzündungen zu erkranken, doch an Vitamin A scheint es heute offenbar nicht zu mangeln.[17]

Neben Vitamin A steckt in Zahnpasten oft auch Vitamin E (Tocopherol), darunter sogar in einer Weißmacherzahncreme. Dabei gibt es wenig wissenschaftliche Hinweise über den Nutzen von Vitamin E auf die Mundgesundheit. Im Gegenteil: In einer finnischen Studie mit 409 Teilnehmern entdeckten Wissenschaftler, dass dieses Vitamin möglicherweise nicht gesund macht, sondern eher schadet. Teilnehmer mit einer zusätzlichen Einnahme von Vitamin E wiesen stärkeres Zahnfleischbluten auf, als die Gruppe ohne Vitamin E. Eine dritte Gruppe nahm nicht nur das Vitamin ein, sondern erhielt zusätzlich Aspirin. Diese Kombination verstärkte das Zahnfleischbluten natürlich am meisten.[18] Die Teilnehmer einer anderen Studie mussten vor dem Schlucken eine Kapsel mit schlappen 800 Milligramm Vitamin E zerbeißen und das über einen Zeitraum von 21 Tagen. Innerhalb dieser Zeit konnte die Entzündung zwar reduziert werden. Allerdings liegen diese 800 Milligramm sehr weit über der üblichen, empfohlenen Dosis.[19] Männer brauchen im Durchschnitt täglich nur 14 Milligramm, Frauen benötigen sogar nur 12 Milligramm.

Tatsächlich stützt sich die Vitamin-E-Anwendung in Zahnpasten keineswegs auf Beweise, sondern bestenfalls auf Indizien. Denn Vitamin E kann das Immunsystem und damit wohl auch die Widerstandsfähigkeit gegen Entzündungen des Zahnfleischs stärken. Allerdings bezieht sich diese Funktion auf durch die Nahrung aufgenommene Vitamine und nicht auf Zahnpasten. Schätzungsweise schaffen es aber nur etwa 50 Prozent der deutschen Bevölkerung, ihren täglichen Vitamin-E-Bedarf über die Nahrung zu decken. Da der Körper auf Reserven zurückgreifen kann, ist ein Mangel trotzdem selten und macht sich erst nach jahrelanger Unterversorgung bemerkbar. Demnach zu urteilen, ist es sicher sinnvoll im Rahmen einer ausgewogenen Ernährung auch darauf zu achten, ausreichend Vitamin E aufzunehmen.

Vitamin E wird dabei ausschließlich von Pflanzen hergestellt. Über die Nahrungskette gelangt es in den tierischen Organismus und ist dadurch auch in tierischen Lebensmitteln vorhanden. Die Vitamin-E-Gehalte in tierischen Produkten sind aber deutlich geringer als in pflanzlichen. Pflanzenöle wie Weizenkeimöl, Sonnenblumenöl, Palmöl und Olivenöl sind reich an Vitamin E. Auch Vollkornprodukte und Nüsse sind gute Vitamin-E-Lieferanten. Sich so zu ernähren, soll vor Herzinfarkt schützen, den Alterungsprozess verlangsamen und die Durchblutung verbessern.

So gut und wichtig Vitamin E also für den Körper ist, so ungewiss ist seine direkte Wirkung auf das Zahnfleisch. Bei so vielen unterschiedlichen Studienergebnissen über Vitamin A und E, verdeutlicht sich gleichzeitig ein großes Problem in der Medizin von heute. Oft gibt es für eine einzige Sache mehrere unterschiedliche Studienergebnisse. Ein Trick der Hersteller ist es etwa, das Produkt des Konkurrenten bewusst durch Studien madig zu machen, indem man den Teilnehmern absichtlich zu geringe oder zu hohe Dosen verabreicht.

Ein zweites Problem bei Untersuchungen und Studien ist, dass negative Ergebnisse oftmals nie ans Licht der Öffentlichkeit gelangen, sondern unter Verschluss gehalten werden. Wenn dann unabhängige Forscher aus allen existierenden Studien in einer sogenannten Übersichtsarbeit ihre Schlussfolgerungen daraus ziehen, kann alles verfälscht werden. Die Medien tun ihr übriges dazu, indem sie Werbebotschaften von Pharmafirmen unkritisch in die Öffentlichkeit posaunen. Genau deshalb ist es sinnvoller sich bei Vitaminen auf eine ausgewogene Ernährung zu verlassen, als auf die Versprechen der Pharmafirmen. Das Fazit: Vitamin A und E in Zahnpasten schadet nicht, es hat aber keinen nennenswerten Nutzen bei Zahnfleischerkrankungen.

Vitamine für gesundes Zahnfleisch

Sicherheit bieten die wissenschaftlichen Erkenntnisse über die Bedeutung von Vitamin C (Ascorbinsäure) für das Zahnfleisch. Die ersten großen Seefahrer mussten schmerzhaft am eigenen Leibe erfahren, wie wichtig Vitamin C für die Mundgesundheit ist. Sie litten vielfach an der Vitamin-C-

Mangelerkrankung Skorbut. Ein Anzeichen für Vitamin-C-Mangel kann deshalb unter anderem auch Zahnfleischbluten sein. Eine Arbeitsgruppe der Universität Jena hat diese Zusammenhänge genauer untersucht. Sie analysierten den Verzehr von Frischobst und die Aufnahme von Vitamin C bei Parodontitis-Patienten und verglichen die Daten mit denen gesunder Personen. Ein regelmäßiger Genuss Vitamin-C-reicher Nahrungsmittel, so die Schlussfolgerung der Wissenschaftler, kann Zahnfleischerkrankungen vorbeugen oder die Heilung beschleunigen. Aussagekräftige Untersuchungen zeigen einen deutlichen Zusammenhang zwischen gesundem Zahnfleisch und Vitamin C. So offenbarte eine groß angelegte Studie mit über 12.000 Probanden, dass ein Mangel des Vitamins das Risiko an Zahnfleischentzündungen zu erkranken deutlich erhöht.[20] Wissenschaftler gehen davon aus, dass gerade Raucher etwa 40 Prozent mehr Vitamin C benötigen als Nichtraucher, da es freie Radikale im Körper bindet. Bislang ging man nur davon aus, Rauchen würde die Durchblutung des Zahnfleischs mindern und die Immunabwehr im Mund direkt schwächen. Mittlerweile liegt es nahe, dass Raucher auch deshalb eine Risikogruppe für Zahnfleischerkrankungen sind, weil ihr Körper mehr Vitamin C und Magnesium benötigt. Diese beiden wichtigen Stoffe stehen ihrem Immunsystem und den Abwehrzellen damit nicht mehr ausreichend zur Verfügung. Davon ist in der Zahnmedizin aber wenig zu hören. Stattdessen sollen Raucher eben öfter zur Kontrolluntersuchung kommen, um den selbstverschuldeten Schaden in Grenzen zu halten. Es ist nicht der angemessene Anflug leiser Sorge, wenn Sie das von Ihrem Zahnarzt hören. Es ist auch nicht der wirkliche Wille des rauchenden Patienten, wenn er diesen Rat befolgt. Es ist entweder ein Sturm an Schuldgefühlen oder ein Ansturm von Angstgefühlen, die den rauchenden Patienten dann in die Praxis treiben – eine Angst vor den dann nötig werdenden quälenden Behandlungen. Das können Zahnärzte gut: Dem Patienten Angst machen, indem sie schwarz oder gleich den Teufel an die Wand malen. Dabei wird bislang in der Zahnmedizin nur vermutet, dass Rauchen und Nikotin die Abwehrfunktion direkt hemmt.[21]

Auch wenn Rauchen möglicherweise die Durchblutung des Zahnfleischs schwächt, kann eine entzündliche Parodontitis nur durch Bakterien ausgelöst werden. Warum also nicht daran arbeiten? Nichtsdestotrotz steht Rauchen der Heilung von solchen Erkrankungen im Weg: Langzeituntersuchungen zeigen, dass starke Raucher eine Parodontitis schwerer stoppen und heilen können als Nichtraucher.[22] Deshalb sollten gerade Raucher auf eine ausreichende Versorgung mit Vitamin C achten. Forscher der Universität Buffalo bestätigten frühere Untersuchungen, dass ein Mangel an Vitamin C mit einem höheren Risiko für Gingivitis einhergeht. Wer als junger Erwachsener mit seiner Ernährung unter dem täglich empfohlenen Wert liegt und dazu auch noch zu wenig Kalzium zu sich nimmt, entwickelt später eher Zahnfleischerkrankungen. Die Deutsche Gesellschaft für Ernährung empfiehlt für Erwachsene einen täglichen Bedarf von 100 Milligramm. Wie viel der Mensch täglich an Vitamin C benötigt, wird aber schon seit Längerem kontrovers diskutiert. So zeigt die „Zweite nationale Verzehrstudie" aus dem Jahr 2008, dass mehr als ein Drittel der Deutschen zu wenig Vitamin C zu sich nimmt. Meist steckt eine einseitige Ernährung hinter einem solchen Mangel, bei der Obst und Gemüse zu kurz kommen. Hinzu kommt: Der tatsächliche Bedarf ist individuell unterschiedlich. Raucher, Alkoholiker, Schwangere und Senioren benötigen etwa 50 Milligramm mehr von diesem Vitamin. Stress und Medikamente wie Aspirin oder Kortison können den Bedarf zusätzlich erhöhen.

Und welche Lebensmittel sind die besten Quellen für Vitamin-C? Anders als Medien vielfach berichten, sind Zitrusfrüchte wie Orangen und Zitronen keine Vitamin C-Bomben. In Gemüsesorten wie Paprika, Rosenkohl, Brokkoli oder in Petersilie steckt weitaus mehr an Ascorbinsäure als in Orangen. Da aber ein Teil des wasserlöslichen Vitamins durch die Hitze beim Kochen verloren geht, sollte man zusätzlich auf Obstsorten wie Erdbeeren oder Johannisbeeren zurückgreifen, auch sie enthalten mehr Vitamin C als Zitronen und Orangen. Eine wirkliche Vitamin-C-Bombe etwa ist Sanddornbeerensaft: 50 Milliliter enthalten schlappe 133 Milligramm Ascorbinsäure, die den Tagesbedarf an Vitamin C bereits locker decken. Auch der Apfel und die Grapefruit sind nicht annähernd so reich an Vitamin C, wie viele glauben. 100 Gramm Erdbeeren enthalten beispielsweise doppelt so viel Vitamin C wie die gleiche Menge der Grapefruit. 150 Gramm Erdbeeren reichen bereits aus, um den Tagesbedarf eines Erwachsenen zu decken.[23]

Viele verschiedene Vitamine tragen also zu unserer Gesundheit bei. Die tägliche Nahrungssuche soll aber nicht zur Erbsenzählerei ausarten. Da kein Lebensmittel alle Vitamine zusammen enthält, muss die Ernährung also möglichst abwechslungsreich sein. Vor allem dann, wenn es nicht darum geht, einer Krankheit vorzubeugen, sondern sie zu heilen. Und zwar mit allen Mitteln, die uns und unserem Körper zur Verfügung stehen.

Vitamine für die Wundheilung

Vitamin B1 benötigt der Körper beispielsweise für die Wundheilung. Das könnte erklären, warum Wunden von Parodontitis-Patienten durch die zusätzliche Einnahme von B-Vitamin-Komplexen in Untersuchungen schneller und besser heilen konnten.[24] B-Vitamine können die Wundheilung im Mund demnach stark beschleunigen. So machen sich Mangelerscheinungen an Vitamin B2 (Riboflavin) etwa als Entzündungen der Haut oder der Schleimhäute bemerkbar. Milch und Milchprodukte, Fisch, Vollkornprodukte sind reich an Vitamin B2; während Nüsse, Sonnenblumenkerne, Weizenkeime, Kartoffeln und Reis das für die Wundheilung wichtige Vitamin B1 enthalten. Bei einer ausgewogenen Ernährung sollte es möglich sein, seinen Bedarf an diesen beiden Vitaminen zu decken, zumal ein ausgeprägter Mangel selten vorkommt. Während einer Erkrankung ist es aber trotzdem sinnvoll, alle für eine Heilung hilfreichen Nahrungsbestandteile zu kennen und sich damit ausreichend zu versorgen. Eben nach dem Motto: Nahrungsmittel seien deine Heilmittel. Vitamin B6 stärkt zum Beispiel das Immunsystem. Mangelerscheinungen können wohl auch deshalb zu eingerissenen Mundwinkeln, zu Rötungen und Entzündungen von Zunge und Zahnfleisch führen. Wenn dieses Vitamin im Körper fehlt, liegt das oft daran, dass die Aufnahme im Darm durch Alkohol oder Medikamente gestört ist. Durch Nahrungsmittel wie Fleisch, Vollkornprodukte, Erbsen, Bohnen und Nüsse sollte jeder etwa zwei Milligramm Vitamin B6 am Tag zu sich nehmen.

Ein anderer Vertreter aus der Gruppe der B-Vitamine ist die Folsäure (Vitamin B9). Verschiedene Untersuchungen weisen darauf hin, dass dieses Vitamin einen starken Einfluss auf die Heilung hat.[25] Es ist damit ein kleiner Ansatz zur Therapie von Zahnfleischerkrankungen. Zwei Milligramm Folsäure täglich über einen Zeitraum von 30 Tagen konnte bestehende Entzündungen des Zahnfleischs von Studienteilnehmern reduzieren.[26] Es ist offenbar so, dass Folsäure nicht nur durch die Ernährung auf das Zahnfleisch wirkt: Auch mit Folsäure versetztes Mundwasser kann das Zahnfleischbluten bei einer Parodontitis um einiges verringern.[27] Über Mundspülungen scheint Vitamin B9 noch wirkungsvoller für das Zahnfleisch zu sein als in Tablettenform. Der Grund für seine positive Wirkung liegt darin, dass es Entzündungen in Schach hält. Forscher des Johns Hopkins Children's Center fanden auch heraus, dass Folsäure die Symptome von Allergien und Asthma verringern kann.[28] Viele Getreide- und Körnerprodukte sind künstlich mit dem Vitamin angereichert. In der Natur kommt es in grünen Blattgemüsen wie Spinat vor, aber auch in Bohnen oder Nüssen.

Das sollte bei Zahnfleischentzündungen und Parodontitis auf dem Speiseplan stehen:

Fisch, Vollkornprodukte, Erdnüsse, Haselnüsse, Mandeln, Kakao, Bohnen, Käse, Parmesankäse, Milchprodukte, Körner, Vitamin-C-reiches Obst wie Erdbeeren und Johannisbeeren, Blattgemüse wie Spinat, frische Kräuter wie Petersilie, Gemüse wie Paprika und Brokkoli, Kartoffeln und Reis, Pflanzenöle wie Sonnenblumenöl.

Für die Vitamin-C-Versorgung können Sie bei einer Erkrankung zusätzlich auf Vitaminkapseln zurückgreifen. Eine Kombination aus natürlichem Vitamin-C mit Zink ist dabei empfehlenswert.

B-Vitamine können den Heilungsprozess in der Mundhöhle begünstigen und Vitamin C und Magnesium können solchen Erkrankungen vorbeugen. Wenn Patienten mit Parodontitis eine Praxis verlassen, wissen sie meist nichts darüber. Viel gravierender ist aber die Tatsache, dass sie nichts über den Zahnkiller Nummer eins wissen: Zucker. Wenn ein Patient wüsste, was er alles selbst für seine Heilung tun könnte, würde er dann nicht loslaufen und alle Hebel in Bewegung setzen, anstatt seine Zähne zu verlieren? Nun könnte die Antwort auf diese Frage lauten, dass sich viele Menschen angewöhnt haben, ihre Gesundheit gering zu schätzen.

Nach der Behandlung beim Zahnarzt geht es den meisten Menschen augenscheinlich auch nicht schlechter: Ihre Schmerzen sind womöglich weg und die Hoffnung tröstet, dass nun wieder alles in Ordnung ist. Genau deshalb bleiben die kuriosen Therapiekonzepte der Zahnärzte im Verborgenen und die Patienten gehen im Glauben nach Hause, ihnen wäre wirklich geholfen. Selbst wenn es dann zu Komplikationen kommt, vertraut man seinem „Familienzahnarzt" ohne Einschränkung. Der Patient steht sich auch irgendwie selbst im Weg: Vom Wunschdenken beflügelt, gerade sein Zahnarzt sei der beste und dessen Therapien seien die wirkungsvollsten, lassen wir keinen Zweifel aufkommen. Doch was würden Erkrankte machen, wenn sie alles über die Krankheit Parodontitis und deren Heilung wüssten? Es besteht wohl kein Zweifel daran, dass jeder lieber mit seinen eigenen Zähnen kaut oder lächelt als mit einem Gebiss. Erst wenn der Patient alles über die Heilung weiß, alle Konsequenzen und Informationen kennt, kann er eine Entscheidung treffen. Dazu gehören in erster Linie Informationen zur richtigen Mundhygiene, zur antibakteriellen Therapie und natürlich auch zur richtigen Ernährung. Vitamine mit eingeschlossen.

In den meisten Zahnarztpraxen fehlt zwar tatsächlich die Zeit, auf solche Einzelheiten Rücksicht zu nehmen. So wie es Zahnärzte behaupten. Das ist aber keine Entschuldigung. Denn die Zeit fehlt nur deshalb, weil Zahnbrecher ihre Patienten wie am Fließband über die Behandlungsstühle schleusen und lieber bohren statt heilen. Sie behandeln die Erkrankung mit heillosen Methoden und können sich gar nichts anderes vorstellen. Der Blick kann schon alleine deshalb nicht über den Horizont hinausgehen, weil er durch finanzielle Vorstellungen getrübt wird. Wenn die Ursache des Problems behoben ist, kostet das die Existenz.

Wichtige Vitamine und Mineralstoffe bei Gingivitis und Parodontitis:

Vitamin D	Kalzium
Vitamin C	Magnesium
Vitamin B1	Zink
Vitamin B2	Eisen
Vitamin B6	
Folsäure	

Mit der Natur gegen die Natur

Die moderne Medizin hat uns auf die fixe Idee gebracht, dass die Natur immer neue, gefährlichere Krankheiten hervorbringt, die nur von Ärzten geheilt werden können. Doch in derselben Natur, die uns mit Viren, Bazillen und Krankheiten wie Karies tyrannisiert, liegt der Weg und die Mittel sie wieder zu heilen: Rübenzucker macht uns krank, Birkenzucker heilt uns. Dem stehen Zahnärzte gegenüber, die ihren Patienten mit dem Fortschritt ihrer Technik und ihrer Therapiemethoden eine Bedrohung in den schwärzesten Farben auftischen. Dem britischen Schriftsteller Aldous Huxley zufolge hat die medizinische Forschung so enorme Fortschritte gemacht, dass es überhaupt keine gesunden Menschen mehr gibt.

Dabei nutzt die Medizin Pflanzen und ihre Extrakte schon seit Jahrhunderten, um Symptome zu lindern oder Kranke zu heilen. Solche Wirkstoffe aus der Natur machen bis heute sogar einen großen Anteil der zur Verfügung stehenden Medikamente aus.[29] Bei allem Fortschritt sind es also nicht immer High-Tech-Maschinen, die unserer Gesundheit zuträglich sind. So werden Pflanzen beispielsweise zur Therapie von Hauterkrankungen eingesetzt.

Es ist auch schon lange bekannt, dass bestimmte Pflanzen das Wachstum von Bakterien und Pilzen hemmen können. Mit diesen Stoffen können sich Pflanzen selbst wirkungsvoll gegen schädliche Keime verteidigen. Dazu zählen: Kamille, Kapuzinerkresse, Salbei, Meerrettich, Knoblauch und Thymian. Trotz und gerade aufgrund der modernen Medizin werden Erreger zunehmend resistent auf gebräuchliche Antibiotika, weshalb Wissenschaftler an neuen Arzneimitteln forschen. Für die Mundgesundheit haben „pflanzliche Antibiotika" zwei grundlegende Vorteile: Sie können mit nur wenigen Nebenwirkungen über einen langen Zeitraum angewendet werden. Und reguläre Antibiotika haben in sogenannten Biofilmen nur eine sehr geringe Wirkung. Der Zahnbelag ist so ein Biofilm.

Pflanzliche Stoffe könnten schon vor der Entstehung von solchen Biofilmen das Wachstum schädlicher Bakterien in der Mundhöhle hemmen – so die Theorie der Forscher. Bislang gibt es nur wenige Daten über die Wirkung von Pflanzenextrakten auf kariesverursachende Bakterien. Allerdings gibt es einige wertvolle Informationen über die entzündungshemmende Wirkung von Pflanzen auf das Zahnfleisch und eine generelle antibakterielle Wirkung auf Bakterien.[30]

Dieses Wissen machen sich zum Teil auch Hersteller für Zahnpasten mit antibakteriellen oder pflanzlichen Wirkstoffen zunutze. Obwohl es zum Teil sehr wohl wissenschaftliche Hinweise auf die Wirkung von Pflanzenextrakten auf das Zahnfleisch gibt, raten Zahnmediziner eher grundlegend von solchen Zahncremes ab. Wohl auch deshalb, weil viele solcher „Kräuterzahnpasten" kein Fluorid enthalten. Dabei schließt das eine das andere nicht unbedingt aus, denn Fluorid gibt es nicht nur in Form von Zahnpasten, sondern auch als Mundwasser oder Gels. Doch Zahnärzte haben in Fluorid bereits ihr persönliches Allheilmittel gefunden, das gleichzeitig alle anderen Möglichkeiten ausschließt. Aber warum?

Wenn Wände reden könnten, dann würden sie in den Zahnarztpraxen wohl davon erzählen, dass Zahnärzte selbst zwar nur selten auf die Natur schwören, dafür aber auf antibakterielle Wirkstoffe wie Chlorhexidin und spezielle Antiplaque-Spüllösungen, die sie abwechselnd anwenden. Sie würden auch davon erzählen, wie wenig es sie interessiert, ob die Natur durch Pflanzenextrakte oder Zuckeraustauschstoffe etwas für die Mundgesundheit ihrer Patienten tun kann. Dafür sind sie ja da. Welche Gefühle muss es wohl beim Patienten auslösen, wenn sein Leben deshalb nach Amalgam, Kunststoff oder Keramik schmeckt, wenn er weiß, was er für seine Zähne hätte tun können und wenn er erfährt, dass Karies heilbar ist? Aus den Kleinigkeiten in der Ernährung und in der antibakteriellen Vorsorge kann ein großes Ganzes werden, das Munderkrankungen ein für alle Mal die Zähne zeigt.

Was hält die Natur für uns in Form von natürlichen, antibakteriellen Pflanzenextrakten bereit? Die Naturapotheke eröffnet Patienten tatsächlich eine faszinierende Perspektive. In einer Doppelblindstudie war beispielsweise eine Mundspülung mit Kamille, Echinacea, Myrrhe, Minze, Salbei und Rathania besser gegen Zahnfleischentzündungen als konventionelles Mundwasser.[31] Wie andere Untersuchungen offenbaren, ist auch Teebaumöl gut für das Zahnfleisch. Das Öl hat zwar keine direkte Wirkung auf den Zahnbelag, der sich in Studien nicht verringerte. So konnten Forscher weder weniger Bakterien in der Plaque durch Teebaumöl feststellen, noch einen Unterschied in den Bakterienstämmen.[32] Allerdings wirkt es stark entzündungshemmend, was dem Zahnfleisch zugutekommt. Gleichzeitig hemmt es Pilze in ihrem Wachstum.

Eine andere Pflanze Australiens dürfte ebenfalls positiv auf den menschlichen Körper wirken: Erste Laborstudien belegten einen antibakteriellen Effekt von Eukalyptus auf kariesverursachende Keime sowie Bakterien, die das Zahnfleisch befallen. Daraufhin untersuchten Wissenschaftler die Wirkung der Pflanze genauer. Kaugummi mit Eukalyptus-Extrakten wirkte dabei sehr heilsam und förderlich auf die mittelschwere Gingivitis der Testpersonen. Die beteiligten Forscher kamen dann zum Schluss, dass Kaugummi mit Eukalyptus-Extrakt die Heilung begünstigt und die Gesundheit des Zahnfleisches fördert.[33]

Ein anderes Heilmittel für die Mundgesundheit ist Grüner Tee. In seiner asiatischen Heimat gilt er schon seit Jahrtausenden als Lebenselixier, das sich positiv auf den gesamten Organismus auswirken soll. Er enthält die Vitamine C, D, B1, B2, Pantothensäure sowie Fluorid. Ein Kaubonbon aus Grünem Tee sorgte in einer Studie dafür, dass sich Zahnfleischentzündungen innerhalb kurzer Zeit um einiges verbesserten.[34] Extrakte des Grünen Tees hemmen das Wachstum des Bakteriums "Streptococcus mutans", das als Haupterreger der Karies gilt. Wissenschaftler gehen deshalb davon aus, dass Grüner Tee Zahnkaries vorbeugen könnte, indem er die Entwicklung von Plaque verhindert.[35] In einer chinesischen Studie wurden Extrakte des Grünen Tees dazu genutzt, den Mund damit zu spülen und die Zähne zu putzen. Die Extrakte konnten auch hier den Haupterreger der Karies hemmen.[36] In einer anderen, kleineren Untersuchung konnten Wissenschaftler die bereits bestehenden Zahnfleischentzündungen der Testpersonen mit drei Gramm Gurkenkrautöl verbessern. Und auch Bohnenkrautöl (Satureja hortensis) und Berberitzen können Wissenschaftlern zufolge das Wachstum von Bakterienarten hemmen, die Zahnfleischentzündungen verursachen.[37]

So gibt es eine Vielzahl an natürlichen Pflanzenextrakten, die scheinbar vielversprechend bei Zahnfleischentzündungen sind: Ringelblume, Federmohn, Braunelle und Propolis.[38] Dieser Bienenharz oder Kittharz ist schon lange als „natürliches Antibiotikum" bekannt.[39] Auch Salbei wirkt antibakteriell, pilz- und virushemmend. Hersteller setzen ihn deshalb gerne in Zahnpasten ein. In der Volksmedizin wird Salbei seit Jahrhunderten bei Fieber, Halsschmerzen, Juckreiz und Verdauungsstörungen eingesetzt. Mundspülungen mit Kräutern und Pflanzenextrakten sind fast so alt wie die Heilkunde selbst: Schon 2700 vor Christus sollen Menschen in China ihren Mund mit Pflanzenextrakten gespült haben.

Gerade in Asien untersuchen Forscher immer wieder die Wirkung von Extrakten aus meist dort heimischen Pflanzen auf den menschlichen Körper und beziehen dabei auch Munderkrankungen in ihre Untersuchungen mit ein. Die asiatische Medizin nutzt die neuen Erkenntnisse über pflanzliche Wundermittel dann für die Entwicklung von neuen Therapiemethoden. Bislang gibt es in der westlichen Welt begrenzt Informationen über Heilpflanzen und ihre Inhaltsstoffe hinsichtlich ihrer therapeutischen

Wirkung auf Munderkrankungen. Über Rosmarin etwa gibt es fast keine Untersuchungen zur Linderung oder Heilung von Zahnfleischentzündungen. Dabei wirkt er stark entzündungshemmend,[40] aber nur schwach gegen Bakterien und Viren.[41] Aufgrund seiner durchblutungsfördernden Wirkung wird Rosmarin äußerlich zur unterstützenden Therapie bei rheumatischen Beschwerden und Kreislaufproblemen angewendet. Deshalb könnte Rosmarin gerade auf Zahnfleischentzündungen positiv wirken. Neben Rosmarin können noch weit mehr antibakteriell wirkende Pflanzenextrakte ins Auge gefasst werden: Schafgarbe, Bartflechte, Gelber Enzian oder Bitterklee. Die „Naturapotheke" bietet Möglichkeiten, die wir bislang noch nicht ausschöpfen.

Antibakterielle Pflanzen:

- Aloe Vera
- Bartflechte
- Bohnenkraut
- Braunelle
- Eukalyptus
- Federmohn
- Grüner Tee
- Gurkenkraut
- Kamille
- Minze
- Myrrhe
- Rathania
- Rosmarin
- Roter Thymian
- Salbei
- Schwarzer Tee
- Teebaumöl
- Weihrauch

„Gesundheit bringt der Lebenswandel und nicht der Zahnarzt."

(Dr. Lars Hendrickson)

Kapitel 5

Wie Sie Ihr Zahnarzt krank hält

Aegroti salus suprema lex – das Wohl des Patienten ist höchstes Gesetz. Das ist die Idealvorstellung. So erwarten es Menschen von ihrem Arzt. Wenn sie sich in ärztliche Fürsorge begeben, dann steht ihr Wohlergehen aber nicht immer an erster Stelle: Gesundheit reicht heute in der Medizin oft nicht mehr aus. Und manchen Ärzten steht sie sogar im Weg. Niedergelassene Zahnmediziner klagen deshalb schon länger darüber, dass ihre Prophylaxeleistungen nicht kostendeckend zu erbringen seien. Diese Zahnärzte sehen ihre Praxis als Unternehmen und lohnendes Geschäft. Es geht ihnen um Gewinnoptimierung und nicht um gesunde Patienten.

So rechnen Marketingstrategen den Zahnmedizinern vor, wie hoch der Wert ihrer Arbeitsstunde liegen muss, um kostendeckend zu bohren und Gewinn zu machen. Ein Zahnarzt in Deutschland muss etwa 182 Euro pro Stunde an Honorarumsatz erwirtschaften, um seine durchschnittlichen Praxiskosten zu decken und einen Einnahmeüberschuss zu erzielen. Im Gegenzug müssen Patienten ihre Gesundheit opfern, damit die Zahnärzteschaft das erreichen kann. Denn die Volkseuche Karies und weitverbreitete Zahnfleischleiden sind die Existenzgrundlage für jeden Zahnarzt. Vor diesem Hintergrund ist es umso besorgniserregender, wenn Mediziner unverblümt zu Verkäufern werden.

Aufschluss über das Ausmaß dieses gefährlichen Gewinnstrebens in der Zahnmedizin zeigt zunächst die Devise der Zahnärzte „drill, fill, bill".

Übersetzt bedeutet das: bohren, füllen berechnen. Hinzu kommt, dass Zahnärzte zu Behandlern ausgebildet werden. Ihre Nachsorge mit dem Bohrer ist zur Behandlungsphilosophie geworden. Das Rad dieser Medizinmühle dreht sich solange, bis irgendwann kein Zahn übrig bleibt, der noch ohne Füllung, Krone oder Inlay ist. Der Patient ist in diesem System eine Art „Pflegefall", der eine lebenslange Patientenkarriere vor sich hat.

Aber muss das so sein? Es ist sicher so, dass sich viele Krankheiten durch eine gesunde Ernährung verhindern ließen, die aber trotzdem später von Ärzten behandelt werden müssen. In dieser Weise verstehen Zahnärzte ihre Arbeit als Notwendigkeit, nachdem Patienten durch ihren eigenen Lebenswandel krank wurden. Aber bei Karies ist es etwas anderes: Jeder ist einerseits bereit, etwas für seine gesunden Zähnen zu tun. Dafür steht jeder tagtäglich im Badezimmer. Und zum anderen kann kaum einer Erkrankung so erfolgreich vorgebeugt werden wie der Zahnkaries. Trotzdem treffen nicht die Patienten die Entscheidung darüber, ob sie die Lochstopferei beim Zahnarzt einer Ernährungsberatung vorziehen.

In den meisten Fällen entscheidet der Zahnarzt über gesunde oder kranke Zähne. Die Wahl der Patienten begrenzt sich auf die Art des Füllungsmaterials. Denn es mangelt an Informationen und Aufklärung, um wirklich selbst eine Entscheidung treffen zu können. Hat Ihnen Ihr Zahnarzt beispielsweise je erklärt, dass Bakterien auch nach einer Behandlung weiter im Mund bleiben und die Zähne zerstören können? Wissen Sie von Ihrem Zahnarzt, dass Bakterien einzeln harmlos und gemeinsam gefährlich sind? Solche Einzelheiten und noch viel wichtigere bleiben im Verborgenen: Kariesbakterien entwickelten über Jahrtausende clevere Überlebensstrategien, sie werden erst mit viel Zucker zu einer Bedrohung und sie sind übertragbar. Ein Beispiel: Die Mutter gibt die krankmachenden Keime an ihr Baby weiter, wenn sie etwa seinen Schnuller in den Mund nimmt.[1] Milliarden Kariesbakterien werden so innerhalb der Familie übertragen. Mit diesen Milliarden von Mikroorganismen verdienen Zahnärzte ihr Geld. Und so zeigt sich, dass es sich von der Hand im Mund doch ganz gut leben lässt: Jedes Jahr werden mehr als 10 Millionen Zähne gezogen. Karies verursacht Jahr für Jahr allein in Deutschland

Behandlungskosten von etwa 12 Milliarden Euro. Karies ist damit die teuerste ernährungsabhängige Erkrankung überhaupt. Das sind 12 Milliarden Gründe dafür, dass 66.000 Zahnärzte allein in Deutschland weiter an ihrer bohrenden Behandlungsphilosophie festhalten.

Eine solche Zahnarztpraxis ohne ein großes präventives Leistungsangebot ist nur eine Flickwerkstatt und kein Anbieter von Gesundheitsleistungen. Nach der Behandlung im Zahnarztstuhl ist der Zahn zwar gefüllt, die krankmachenden Bakterien bleiben aber weiter im Mund. Und Zahnärzte füllen den ausgehöhlten Zahn, ohne mit der Wimper zu zucken, obwohl bekannt ist, dass Keime unter der Füllung verbleiben. Wenn dann Nahrung für die Kariesbakterien in die Tiefe gelangt, dann haucht das dem Zahn für immer das Leben aus. Sekundärkaries entsteht: Der „Zahnnerv" entzündet sich und stirbt ab. Wenn nicht von selbst, dann spätestens durch die Hand des Zahnarztes, der ihn bei einer Wurzelbehandlung abtötet. Der Patient verlässt die Zahnarztpraxis dann mit einem toten Zahn und glaubt, etwas für seine Gesundheit getan zu haben. In Wahrheit sind die nächsten Zahnschmerzen nur eine Frage der Zeit.

Was Zahnärzte in dieser Weise als Sekundärkaries bezeichnen, ist vielmehr ein Versagen in der Vorsorge. Jeder Zahndoktor ohne Gesundheitsvorsorge ist deshalb nur ein flickender Weggefährte, ein Lochbohrer, Flickschuster und Zahnklempner. Mit dieser reparierenden Behandlungsphilosophie „alter Mist raus, neuer Mist rein" halten Zahnärzte ihre Patienten krank.

Als immer mehr Kritiker dieses Phänomen in das Licht der Öffentlichkeit rückten, stießen sie bei Zahnmedizinern weitgehend auf Unverständnis. Zahndoktoren weisen jede Schuld von sich und schieben den Schwarzen Peter an ihre Patienten weiter. Diese seien nachlässig, zu faul und fragten ihren Zahnarzt nicht konkret nach Lösungen für ihre Zahnprobleme. Nicht zuletzt aufgrund der steigenden Kosten stehen dieser Meinung aber Patienten gegenüber, die von ihren Zahnärzten umfassende Beratungs- und Prophylaxeleistungen erwarten.[2]

Während andere Länder Europas solche Prophylaxeleistungen stark in ihr Gesundheitssystem verwurzeln und Geld in die Aufklärung investieren, stehlen sich Deutschlands Zahnärzte aus der Verantwortung. In Finnland erhöhte die Regierung die Eigenbeteiligung bei zahnärztlichen Behandlungen 2008 um 30 Prozent. Nach Ansicht vieler Zahnärzte hätten es die deutschen Patienten im internationalen Vergleich deshalb gut. Denn kaum ein europäisches Land bietet eine derart umfangreiche zahnmedizinische Versorgung. Das zeigt die Studie des Instituts für Gesundheits-System-Forschung in Kiel, in der die Gesundheitssysteme europäischer Länder miteinander verglichen wurden.[3] Der internationale Vergleich mache deutlich, dass Deutschland in der Summe der verglichenen Leistungen das höchste Versorgungsniveau aufweist. Trotzdem leidet fast jeder Deutsche an Karies. Wirkt sich der umfangreiche Leistungskatalog der gesetzlichen Krankenkassen also wirklich positiv auf die Gesundheit aus?

12-Jährige haben in Deutschland heute im Schnitt 0,7 kariöse, gefüllte oder wegen Karies fehlende Zähne. Damit stehen Deutschlands Kinderzähne relativ gut da. Das Institut der Deutschen Zahnärzte erklärt sich das so: „Als Ursachen für den deutlichen Kariesrückgang können die Ausweitung der Fissurenversiegelung sowie die regelmäßige kontrollorientierte Inanspruchnahme zahnärztlicher Dienstleistungen aufgezeigt werden." Komisch ist nur, dass Finnland weniger Geld für die zahnärztliche Behandlung ausgibt und die Selbstbeteiligung schrittweise immer weiter erhöht, aber trotzdem zahngesündere Kinder hat als Deutschland. Im Durchschnitt haben finnische 12-Jährige nur 0,54 kariöse, gefüllte oder fehlende Zähne. Dieser Wert ist einer der niedrigsten weltweit. Ein weiteres Beispiel dafür ist Dänemark. Obwohl weniger Geld für die Zahnmedizin ausgegeben wird, sind die Zähne der Dänen nicht schlechter. Viel hilft also nicht viel.

Hinzu kommt die Tatsache, dass Erwachsene nach wie vor stark an Karies leiden. Mit 14,5 kranken oder schon fehlenden Zähnen im Alter von 35 bis 45 Jahren ist es ein Trugschluss zu glauben, der Kariesrückgang der Kinder könnte etwas an der Gesundheit der Erwachsenen von heute ändern. Die Prävention von Zahnerkrankungen im Erwachsenenalter beschränkt sich auf ein Minimum. In der Mundgesundheitsstudie von 2005 war Karies in dieser Altersgruppe zwar leicht auf dem Rückmarsch. Dafür nimmt die Zahl der Zahnbetterkrankungen dramatisch zu. Der immer wieder behauptete positive Einfluss der Zahnmedizin auf die Zahngesundheit konnte damit keineswegs bestätigt werden. Das ernüchternde Fazit ist: Trotz moderner Zahnmedizin verlieren Menschen ihre Zähne. Bei den Erwachsenen ist die Zahl der kariösen, gefüllten und gezogenen Zähne übrigens von 16,1 im Jahr 1997 auf 14,5 im Jahr 2005 gefallen. Nach Ansicht der Zahnärzteschaft ist das ein deutlicher Rückgang und großer Erfolg.

Das sehen einige ihrer ärztlichen Kollegen anders: Zahnärzte beschönigen das Ergebnis und blenden aus, dass die Krankheit Parodontitis stark auf dem Vormarsch ist. Das ist ein Beispiel dafür, dass Zahnärzte seit Jahrzehnten über den Zustand der Zahngesundheit ihrer erwachsenen Patienten lügen. Sie belügen ihre Patienten zudem in dem Punkt, dass es nur eine einzige Therapie gegen die Zahnkaries gibt. Wer sagt denn, dass eine Ernährungsberatung keine Therapie sein kann? Karies ist damit heilbar, während die Behandlung mit Kunststoff und Amalgam nur eine Reparatur auf Zeit ist.

Mit einer ganzen Reihe solcher Lügen halten Zahndoktoren ihre Patienten krank. Irrtümer in der klassischen Vorsorge werden ausgeblendet, während wichtige Mittel zur Vorsorge wie Chlorhexidin und Xylit ein Schattendasein führen. Hinzu kommt auch der finanzielle Blickwinkel: 93 Prozent aller Rechnungen sind falsch. Das fand der Patientenverband „Deutsche Zahnhilfe" anhand von 400 Implantat-Rechnungen heraus.[4] Zahnmediziner tricksen offenbar nur zu gerne bei ihren Abrechnungen. Einer Untersuchung der Barmer Ersatzkasse Nordrhein-Westfalen zufolge erstellen rund die Hälfte der Zahnärzte falsche Abrechnungen. Insgesamt entstehen dem Gesundheitswesen durch solch kriminelles Verhalten jährlich Schäden bis zu 20 Milliarden Euro. Alleine auf 50 Millionen schätzen Krankenkassen bundesweit den jährlichen Schaden durch den Betrug von Billiggebissen. Zahnärzte verkaufen vielfach billige Gebisse oder Zahnersatz und rechnen mit der Kasse teure Luxusgebisse ab. In der Münchner

Medizinischen Wochenschrift erklärt der Leiter der Sonderkommission »Abrechnungsbetrug« beim Bundeskriminalamt, Raimund Schmidt, wie skrupellos Ärzte betrügen: »Die kriminellen Strukturen im Gesundheitswesen sind nur noch vergleichbar mit der organisierten Kriminalität«.[5] Ein solcher Abrechnungsbetrug schadet in erster Linie nur dem Geldbeutel und meistens nicht der Gesundheit. Dennoch zeigt es, wie ehrlich Zahnärzte ihr Geld verdienen. Und so kommt es zu weit schlimmeren Schlagzeilen: »Dr. Horror«, wie sie die Kölner Lokalpresse nannte, ruinierte mindestens 70 Patienten ihre größtenteils gesunden Gebisse, um sich dann »am Leid ihrer Patienten finanziell zu bereichern.«[6] Ungeachtet dessen kommt die Qualität der Zahnärzte hinzu, eine richtige Diagnose zu stellen. Die wird lediglich auf fünf bis 30 Prozent geschätzt. Der Umkehrschluss offenbart also, dass bis zu 95 Prozent der Diagnosen Fehldiagnosen sein können. Diesen Schätzungen schließen sich Untersuchungen an, dass bei der Kariesdiagnostik 27 Prozent aller Diagnosen schlichtweg gelogen waren. Dazu konstatierte Zahnarzt und Professor Michael Noack schon vor über zehn Jahren auf einem Forum: »Die diagnostischen Fähigkeiten hierzulande sind erschreckend schlecht«.[7] In einer WidO-Studie der AOK zeigte sich auch, dass Zahnärzte mit teuren Leistungen wahllos überversorgen. Patienten begaben sich bei acht Zahnärzten in Behandlung und erhielten acht völlig unterschiedliche Therapievorschläge.[8] Teilweise gingen die gestellten Diagnosen sogar soweit, dass die Zahl der zu behandelnden Zähne nicht übereinstimmte. Die Kostenvoranschläge unterschieden sich um schlappe 600 Prozent.

»Diese Ergebnisse sind zwar von 1999, aber nach wie vor aktuell«, sagt Antonius Wienefoet, Leiter des Referats Zahnmedizin beim AOK-Bundesverband. »Wahrscheinlich hat die Intransparenz der Therapie-Entscheidungen durch das neue Abrechnungssystem sogar noch zugenommen.«[9] Ein Rückblick: Noch in den 80er Jahren herrschten die großen goldenen Zeiten für Zahnärzte. Der finanzielle Aufwand für 28 Zähne war damals fast so hoch wie für den gesamten Menschen. Die zahnmedizinische Versorgung verschlang zu der Zeit noch mehr Geld als heute bei einer gleichzeitig katastrophalen Mundgesundheit der Deutschen. Die Bundesrepublik war Anfang der 80er Jahre Weltmeister in der Kariesverbreitung. Fachleute bezeichneten das damals als totale Fehlsteuerung der Zahnmedizin. 17 Erwachsenen-Zähne waren zu der Zeit durchschnittlich von Karies befallen, gefüllt oder gezogen.

Mittlerweile sind es 14,5 Zähne. Die gravierenden Fehler von damals in der Vorsorge wiegen heute schwer. Da eine Zahnerkrankung mit den Therapien der Zahnheilkunde nicht ausheilt und ein gefüllter Zahn lebenslang betreut werden muss, wurde es mit der Behandlung schlimmer. Schuld daran war damals der flickende therapeutische Ansatz. Der führte zu einem stetigen Anstieg der Nachfrage nach zahnärztlicher Versorgung. So sieht es aus, wenn Zahnärzte ihre Patienten krank behandeln.

Das Problem daran ist, dass Patienten nur schwer beurteilen können, ob sie nach allen Regeln der zahnärztlichen Kunst versorgt worden sind. In den meisten Fällen legen Patienten zudem ihre Hände vertrauensvoll in ärztliche Fürsorge. So schreibt es auch der Verein „Prodente" auf seiner Internetseite: „Der Zahnarzt genießt weiterhin das hohe Vertrauen seiner Patienten – Untersuchungen belegen das immer wieder".[10] Der Beleg dafür sieht als Kommentar in Klammern gleich hinter dieser Aussage so aus: „Wenn wir das mit Zahlen belegen können, dann bloß her damit." Dieser mutmaßlich interne Vermerk zeigt deutlich, dass Standesvertreter und Zahnärzte ihren Patienten das Vertrauen wohl erst einreden müssen.

Erst bei größeren qualitativen Mängeln wechseln Patienten ihren Arzt. Doch das Bild, das sie dann erwartet, ist unabhängig von der Qualität der Behandlung fast immer dasselbe: Aus Routine macht der Zahndoktor die Arbeit seines Vorgängers schlecht. Das gehört in den meisten Praxen schon fast zur Firmenphilosophie. Die Zweitmeinung ist aber alles, was Patienten bleibt. Qualitätskontrollen über Leistungen gibt es in der Zahnmedizin nämlich nicht. Die bohrende Zunft wehrt sich schon seit Jahren gegen eine Art Ärzte-TÜV. Sie schmettert die öffentliche Diskussion um Qualität und Effizienz in der Zahnheilkunde seit Jahrzehnten ab. So konnten sich heillose Therapien und gefährliche Behandlungen einfach so unbehelligt durchsetzen.

Eine Studie der Betriebskrankenkasse Voith und des Bundesministeriums für Gesundheit über die Abrechnung von 17.600 Versicherten zeigte erstmals die gravierenden Missstände einer heillosen Zahnmedizin auf: Sieben Jahre nach der Erstbehandlung waren Füllungen vielfach schon wieder ausgetauscht. Zwei von zehn Zahnärzten hatten die Zähne ihrer Kunden mit teilweise doppelt so vielen Füllungen und Kronen bestückt wie notwendig. Ganz nach dem Motto »alter Mist rein, neuer Mist raus«, legten 25 Prozent der Zahnärzte pro Jahr 90 Prozent mehr Folgefüllungen als andere. Solche Schnellbohrer arbeiten in Vergleich zu ihren Kollegen schlampig, behandeln viele Patienten wie am Fließband und tauschen Füllungen früher als notwendig wieder aus. Dementsprechend höher ist auch ihr Gewinn.

Solche Untersuchungen zwangen die Zahnärzteschaft damals in die Knie. Die Öffentlichkeit, Politik und die Kassen verlangten Anfang der 80er Jahre nach einem Therapiewechsel. Jetzt 30 Jahre danach ist es Zeit ein Fazit zu ziehen: Halten und behandeln Zahnärzte ihre Patienten noch immer krank. Die Antwort darauf lautet: ja.

Das Buch „Zahnarztlügen" zeigt, wie Sie Ihr Zahnarzt krank behandelt.

Interview mit Dr. Lars Hendrickson

Sie gehen mit Ihren Kollegen hart ins Gericht und klagen öffentlich an. Sind die Zustände in deutschen Zahnarztpraxen wirklich so tragisch?

Ja, das sind sie. Die Wahrheit ist sicher nicht immer angenehm, wenn aber Millionen Menschen vorsätzlich krank behandelt und betrogen werden, bleibt kein Platz für Samthandschuhe. Die Zahnmedizin ist das schwarze Schaf der Medizin; ein Verbrechen gegen die Gesundheit. Man muss die Patienten wachrütteln, denn die Zahnmedizin schadet den Patienten und dabei gibt es nichts schön zu reden.

Weshalb wurden Sie selbst Zahnarzt?

Mein Vater war Zahnarzt und wollte, dass ich die Praxis übernehme. Ich habe mich jedoch der Wissenschaft verschrieben und auch Humanmedizin studiert. Ich praktizierte als Kinderarzt und kümmerte mich um die Zahnerkrankungen meiner Patienten ganz nebenbei – ohne Bohrer, Zange und Sauger. Die Patienten, die meine Ratschläge beherzigten, sind auch heute noch vollkommen zahngesund. Eine Tatsache, die kaum ein Zahnarzt von sich behaupten kann.

Für einige gelten Sie als Nestbeschmutzer, für andere als eine Art Messias. Ein amerikanisches Magazin bezeichnete Sie als „menschgewordene Zahnfee". Wie sehen Sie sich selbst?

Ich sehe mich als Arzt, der sich verpflichtet hat, Menschen zu helfen und zu heilen. Gerade in der Zahnheilkunde ist das sehr einfach möglich. Doch kaum ein Patient wusste dies bislang.

Wenn man sich aber im Internet umsieht, gewinnt man den Eindruck, dass eher Patienten an Ihnen Kritik üben, als Zahnärzte.

Nun, jeder Mediziner weiß, dass meine Kritik nicht unbegründet ist. Denn die wissenschaftlichen Fakten lassen sich nicht wegdiskutieren. Patienten wollen aber oft nicht einsehen, dass sie sich in einer Sackgasse befinden und ihre zahllosen, schmerzhaften Zahnarztbesuche vielfach völlig umsonst waren. Man will einfach nicht glauben, dass man bislang nur abgezockt und krank behandelt wurde. Dies kann ich einerseits durchaus verstehen, doch anderseits ist es kurios. Denn genau jene Patienten haben bislang nie hinterfragt was und warum ihr Zahnarzt sie behandelt und wie man selbst gegen Zahnerkrankungen vorgehen kann. Bei kritischen Gegenstimmen tauchen plötzlich Fragen auf, doch dies sind meist Fragen, die man besser dem eigenen Zahnarzt vor einer Behandlung gestellt hätte.

Wie haben Sie entdeckt, dass Zahnerkrankungen selbst geheilt werden können?

Diese Entdeckung stammt nicht von mir. Das ist allgemeine, unstrittige Lehrmeinung und jeder Zahnarzt weiß das. Die gesamte Zahnmedizin basiert auf den Forschungen des amerikanischen Zahnarztes und Wissenschaftlers Dr. Willoughby D. Miller. Dieser entdeckte bereits 1890 den Zusammenhang zwischen Bakterien und Karies und empfahl eine Einschränkung der Genussmittel sowie die antibakterielle Therapie. Auch wenn klar ist, dass dies die einzig sinnvolle Vorgehensweise bei Zahnerkrankungen ist, verheimlichen Zahnärzte dieses Wissen ihren Patienten.

Sie raten also generell von einem Zahnarztbesuch ab?

Nein. Jeder Patient muss selbst entscheiden, ob er sich in den Zahnarztstuhl legt. Doch wenn man gesund bleiben oder werden will, ist ein Zahnarztbesuch oft kontraproduktiv. Schließlich wird der Zahnarzt bei jedem Termin etwas finden, was er behandeln möchte. Damit verdient er sein Geld. Ich persönlich habe mich mein Leben lang noch nie einer zahnärztlichen Behandlung unterzogen und meine Zähne sind selbst im Rentenalter noch kerngesund. Die meisten Menschen, die jedoch zweimal jährlich zum Zahnarzt gehen, werden in meinem Alter überhaupt keine Zähne mehr haben. Denn sie wurden kaputt behandelt.

Aber ist der Zahnausfall im Alter nicht völlig natürlich?

Nein, das ist er nicht. Zahnausfall ist keine Alterserscheinung wie Falten oder graue Haare. Jeder 100-Jährige kann völlig gesunde Zähne haben. Der Zahnausfall ist kein unausweichliches Schicksal, ebenso wenig wie Karies.

Dennoch hat fast jeder Karies.

Das ist leider richtig. 95 Prozent der Europäer sind an Karies erkrankt und die Krankheit breitete sich in den letzten Jahrzehnten wie eine Seuche aus. In weniger entwickelten Regionen dieser Welt gibt es auch heute kaum Karies und ebenso keine Zahnärzte. In weiten Teilen Afrikas ist die Zahnfäule völlig unbekannt und das, obwohl man sich dort nicht zweimal täglich die Zähne putzt und mit Zahnseide im Mund herumwerkelt Karies ist eine Zivilisationskrankheit und gerade deshalb sollte man nach Kräften dagegen kämpfen.

Warum machen das Zahnärzte nicht?

Weil sie damit eigenhändig den Ast absägen, auf dem sie sitzen. Dentisten verdienen kein Geld, indem sie Patienten gesund halten, sondern nur indem sie ihre Kundschaft behandeln. Wenn Europa kariesfrei wird, sind alle Zahnärzte arbeitslos. Man hält also Patienten krank, um seine eigene Existenz und Zunft zu schützen. Und das auf Kosten der Gesundheit von Millionen Bürgern, denen Schritt für Schritt die Gesundheit zerstört wird – bis zu vollständigen Entzahnung.

Aber genau dem wollen Patienten durch Zahnarztbesuche vorbeugen.

Das ist sicherlich richtig, doch es hilft wenig, wenn nicht auch der Zahnarzt das will. Denn ein gesunder Patient liegt nun einmal nicht im Interesse der bohrenden Zunft. Genau das spiegelt sich in den Statistiken wider: Beinahe jeder geht zum Zahnarzt und beinahe jeder ist dennoch krank. Die Zahnmedizin funktioniert also schlichtweg nicht.

Weshalb scheitert die Zahnmedizin Ihrer Ansicht nach?

Die heutige Zahnmedizin scheitert, weil Zahnärzte wollen, dass sie scheitert. Dafür ist die Geldgier der Zahnärzte verantwortlich. Dentisten schrecken selbst davor nicht zurück, kerngesunde Patienten zu behandeln, nur damit sie anschließend eine saftige Rechnung stellen können. Dies ist nicht nur Körperverletzung, sondern Betrug und tagtäglich kommt es tausendfach vor.

Zahnärzte behandeln ihre Patienten also absichtlich falsch?

Ja, 98 Prozent meiner zahnärztlichen Kollegen sind schlichtweg skrupellose Abzocker. Die Zahnmedizin an sich macht das aber erst möglich. Denn Heilung ist in dieser Zunft überhaupt nicht vorgesehen. Die Zahnmedizin befasst sich nur mit der Behandlung und Flickerei der Zähne. Patienten hinterfragen das System nicht.

Wie hätten es Patienten hinterfragen sollen?

Wenn alle zum Zahnarzt gehen und dennoch alle krank sind, sollte dies stutzig machen. Wenn man trotz guter Zahnpflege und zweimal jährlichen Kontrolluntersuchungen trotzdem krank bleibt und bei jedem Zahnarztbesuch neue Karies festgestellt wird, hätte dies durchaus Grund geben können, Fragen zu stellen. Doch viele Patienten sind zu blauäugig, was Zahnärzte betrifft. Man hofft und glaubt, dass der Zahnarzt schon alles richten wird und ehrlich behandelt. Diese Einstellung hat aber fatale Folgen für die Mundgesundheit.

Als Laie vermag man aber nicht zu beurteilen, ob eine Behandlung sinnvoll ist oder nicht.

Das mag daran liegen, dass wir uns mittlerweile an zahnärztliche Behandlungen gewöhnt haben. Stellen Sie sich vor, Sie sind an einer Sinusitis *(Anm. der Redaktion: eitrige Nasennebenhöhlenentzündung)* erkrankt und gehen zu Ihren Hausarzt. Würden Sie einer Behandlung einwilligen, wenn Ihr Arzt vorschlägt, dass Ihre Nase nicht mehr zu retten ist und er sie deswegen herausreißen würde? Oder würden Sie sich die Nasenlöcher mit Kunststoff zukleistern lassen und ernsthaft glauben, Sie werden dadurch gesund? Wahrscheinlich nicht. Doch genau diese Behandlungen sind Standard in Zahnarztpraxen. Dabei hinterfragt kaum jemand den Nutzen. Viele wissen sogar nicht, dass Karies ausschließlich eine ernährungsbedingte, bakterielle Infektionskrankheit ist.

Die meisten kennen aber sicher noch das Buch „Karius und Baktus" aus ihrer Kindheit.

Die Geschichte scheinen aber leider viele vergessen zu haben. Denn es ist völlig logisch, dass eine Therapie einer bakteriellen Krankheit nur erfolgreich sein kann, wenn man gegen die krankheitsverursachenden

Bakterien vorgeht. Leider lässt sich „Baktus" alleine mit der Zahnbürste nicht effektiv entfernen. Das funktioniert nur im Märchen.

Ihr letztes Buch heißt aber „Zahnarztlügen" und nicht „Zahnarztmärchen".

Lügen und Märchen haben eines gemeinsam: Sie sind nicht wahr. Auf Lügen folgt oft die grausame Wahrheit, ein Märchen hingegen hat ein Happy End.

Wenn Karies aber ein Loch verursacht hat, muss man doch zum Zahnarzt?

Zahnärzte behaupten das gerne, aber funktionieren wird es nicht. Der Zahnarzt wird ein Loch bohren, dadurch gesunde Zahnsubstanz abtragen, den Zahn also weiter zerstören und eine möglicherweise gesundheitsschädliche Füllung darüber kleistern. Wenige Jahre später stellt er unter der Füllung Karies fest und das Spiel beginnt von Neuem. Das wiederholt sich solange, bis es nichts mehr zu behandeln gibt. Dann folgen Kronen, Brücken und Implantate, und selbst diese erfordern ständig neue Behandlungen. Mit der ersten Zahnarztbehandlung legt man den Grundstein für eine lebenslange Patientenkarriere und es ist nicht einfach, aus dieser Abwärtsspirale auszusteigen. Fakt ist nun mal: Bakterien lassen sich nicht wegbohren und unter Füllungen verstecken. Das hat nie funktioniert und wird nie funktionieren.

Mit „gesundheitsschädlichen Füllungen" meinen Sie das quecksilberhaltige Amalgam?

Eine restaurative Maßnahme, egal aus welchem Material, kann Karies nicht heilen. Somit ist der Eingriff grundsätzlich gesundheitsschädlich. Das langlebige und antibakterielle Amalgam wird verteufelt und man dichtet dem silbergrauen Füllstoff alle möglichen Krankheiten an. Zahnärzte raten zu einer „Amalgamsanierung" und haben einen neuen Grund gefunden, wie sie ihre Patienten großzügig behandeln können. Damit verdienen genau jene Zahnärzte wieder, die früher Amalgamfüllungen gelegt haben. Man hat sich früher keine Gedanken gemacht, ob ein Füllstoff möglicherweise gesundheitsschädlich sein könnte. Doch es wäre ein Trugschluss, dass man es heute besser weiß. Auch über Komposite, also Kunststofffüllungen, weiß man kaum etwas. Es kann sogar nicht ausgeschlossen werden, dass diese zahnfarbenen Füllungen krebserregend sind. Somit gelangt wieder ein ebenso wenig geprüfter Stoff in den Zahn der Patienten. Möglicherweise wird man diesen in zehn Jahren ebenso verteufeln und austauschen wie heute Amalgam. In puncto Haltbarkeit ist Amalgam nach wie vor deutlich überlegen und auch Sekundärkaries ist vornehmlich eine Folge von Kunststofffüllungen.

Eine Füllung ist also keine Lösung?

Bohren und füllen ist keine Lösung. Denn gerade Sekundärkaries, also Karies unter der Füllung, ist ein enormes Problem und zeigt das Scheitern der Zahnmedizin. Denn unter einer Füllung können Patienten nicht putzen. Wenn die Karies nicht vollständig entfernt und die Füllung mangelhaft gelegt wurde, ist es nur eine Frage der Zeit, bis die Bakterien den Zahn unter der Füllung zerstören. Mit dem Bohrer entsteht in Sekunden ein Loch, für das Bakterien Jahre gebraucht hätten. Durch die Behandlung gelangen also die Bakterien nur viel tiefer in den Zahn. Die Hälfte aller Füllungen werden wegen Sekundärkaries gelegt. Dabei ist diese Karies stets und ausnahmslos eine Folge von Pfusch, denn entweder wurden Bakterien „vergessen" oder die Füllung wurde nicht sauber und randdicht gelegt. Doch genau diesen Pfusch behandelt der Zahnarzt wieder und berechnet auch noch die Korrektur seiner missratenen Behandlung. Der Zahnarzt verdient also an seinem eigenen Pfusch. Genau deshalb hat er kein Interesse sauber und gewissenhaft zu arbeiten. Er erbohrt sich quasi Bedarf und sichert damit seine finanzielle Zukunft.

*Karies ist aber auf dem Rückgang. Die Prophylaxe der Zahnärzte scheint
also Erfolg zu haben.*

Diese Erfolge werden medienwirksam hochgejubelt. Dies liegt jedoch
nicht an der Prophylaxe der Zahnärzte, sondern an einer verbesserten
Mundhygiene. Zudem ist ein Kariesrückgang nur bei Kindern und Jugendlichen zu beobachten, bei Erwachsenen versagt die halbherzige Prophylaxe der Zahnärzte auf ganzer Linie und mit voller Absicht. Doch auch
wenn Karies tatsächlich rückläufig ist, ist dem Patienten wenig geholfen,
denn Zahnfleischerkrankungen nehmen dramatisch zu. Für die meisten
Patienten dürfte es egal sein, ob sie ihre Zähne durch Karies oder Parodontitis verlieren. Das ist nur Augenwischerei und eine Wahl zwischen
Pest und Cholera.

Aber was tun, wenn man ein Loch im Zahn hat?

Karies ist nur ohne Zahnarzt heilbar. Die Krankheit wird durch Bakterien ausgelöst und gegen diese Krankheitsursache muss vorgegangen
werden. Mit antibakteriellen Zahncremes und Mundspülungen können
bis zu 99,9 Prozent der schädlichen Keime abgetötet werden. Ist das
kariogene Umfeld beseitigt, bildet sich wieder eine natürliche, gesunde
Mundflora. Das Fortschreiten der Karies ist gestoppt und sie kann austrocknen und heilen. Eine zahnärztliche Behandlung ist dann nicht notwendig. Diese Prophylaxe und Therapie kann jeder selbst durchführen,
bei akuten Problemen und Schmerzen empfiehlt sich eine zusätzliche
medikamentöse Therapie. Diese kann jeder Allgemeinmediziner ver-
ordnen.

Bei Zahnproblemen also zum Hausarzt?

Ja, ein Humanmediziner kann eine medikamentöse Therapie zusammen-
stellen und gegen die bakterielle Krankheitsursache vorgehen. Er kann
auch wirklich das Interesse haben zu heilen, denn schließlich verdient er

nichts an Folgebehandlungen wie Füllungen, Kronen und Implantaten. Es besteht also kein wirtschaftlicher Interessenkonflikt.

Aber wird der Hausarzt seine Patienten nicht zum Zahnarzt schicken?

Ein Arzt ist verpflichtet, seinen Patienten zu helfen. Man kann also auf eine Behandlung bestehen und muss sich nicht zum Zahnarzt überweisen lassen. Noch ist es eher außergewöhnlich, einen Humanmediziner bei Zahnerkrankungen zu konsultieren, aber das wird sich ändern.

Ein Allgemeinmediziner ist aber kein Zahnarzt. Ist er wirklich ein kompetenter Ansprechpartner?

Patienten suchen ihren Hausarzt bei jeder Erkrankung auf. Auch die Therapie schwerer und lebensbedrohlicher Erkrankungen legt man in die Hände seines Arztes und vertraut auf sein Können. Eine vergleichsweise kleine Zahnerkrankung stellt keine Herausforderung für einen echten Mediziner dar.

Sie setzen unter anderem auf antibakterielle Wirkstoffe wie Chlorhexidin. Besteht dabei nicht die Gefahr die Mundflora zu schädigen?

Dies ist ein beliebtes Argument der Zahnärzte, aber schlichtweg eine Zahnarztlüge. Auch Patienten machen sich urplötzlich Gedanken über ihre Mundflora, obwohl man sich nie zuvor damit auseinandergesetzt hat. Wenn man an Karies oder Parodontitis erkrankt ist, muss bereits die natürliche Mundflora aus dem Gleichgewicht geraten sein. Ansonsten hätten die Krankheiten nicht entstehen können. Gerade Chlorhexidin ist ein völlig harmloser Wirkstoff, der eine gesunde Mundflora erst wieder möglich macht. Eine negative Verschiebung ist also nicht zu befürchten und auch Kreuzresistenzen gegen Antibiotika sind ausgeschlossen.

Chlorhexidin macht aber leichte Verfärbungen.

Bei früheren Produkten konnte tatsächlich ein Grauschleier auftreten. Mittlerweile gibt es Produkte mit einem „Anti-Verfärbungs-System". Der leichte Grauschleier ist übrigens bei fast jedem Zahnarzt zu sehen, denn bei sich selbst und ihrer Familie setzen Zahnärzte auf antibakterielle Präparate zur Prophylaxe. Doch selbst wenn Verfärbungen auftreten würden, bleiben die Zähne durch diese Prophylaxe dauerhaft gesund. Der positive Nutzen überwiegt also deutlich. Denn was helfen dem Patienten strahlend weiße Zähne für einige Jahre, wenn die Zähne anschließend kaputt sind und durch ein Gebiss ausgetauscht werden müssen?

Sie kritisieren auch die ästhetische Zahnmedizin. Was stört sie an einem schönen Lächeln?

Ein schönes Lächeln ist etwas wunderschönes. Dabei geht es aber nicht um ästhetische Behandlungen. Denn Zahnmedizin, Medien und Prominente zeigen uns ein Hollywoodlächeln, das einfach nicht der Realität entspricht und völlig unnatürlich ist. Dabei stammt das Hollywoodlächeln auf Zeitungscovers meist von einem Grafiker, der die Bilder stundenlang retuschiert und nachbearbeitet hat. Der Trend zu immer weißeren, geraderen Zähnen finde ich sehr bedenklich. Abgesehen davon bin ich der Meinung, dass das „Zahnspangen-Bleaching-Einheitsgebiss" keineswegs attraktiv macht und jegliche individuelle Schönheit auf der Strecke bleibt. Aber das ist Geschmackssache. Wichtig ist, dass durch die Eitelkeit die Gesundheit zerstört wird. Denn jede ästhetische Behandlung hat negative Auswirkungen auf die Zahngesundheit. Durch professionelle Zahnreinigungen, Bleachings, Weißmacherzahncremes und Verblendungen werden die Zähne zerstört. Irgendwann folgen dann Implantate oder ein Gebiss. Mir wäre dieser Preis zu hoch für ein paar Jahre „Hollywood". Ich erachte diesen Trend für genauso gefährlich wie „Magermodels" und „Size Zero", der junge Mädchen direkt in die Magersucht treibt. Ein perverser Trend auf Kosten der Gesundheit und Lebensqualität. Interessanterweise haben viele Zahnärzte, die diese ästhetischen Behandlungen durchführen selbst kein strahlend weißes Lächeln und stellen ihre eigene Gesundheit nicht hinter die Ästhetik. Jeder Mensch hat eine individuelle Zahnfarbe. Der eine weißer, der andere dunkler und das ist auch gut so, denn ein schönes, gewinnendes Lächeln kommt von Herzen und nicht aus einer Zahnarztpraxis.

Sie verteufeln Zucker als „weißes Gift". Ist Süßes wirklich so schlimm?

Süßes ist keinesfalls schlimm. Haushaltszucker ist es jedoch. Es geht nicht darum auf Süßes zu verzichten, sondern Haushaltszucker, also Saccharose zu vermeiden. Denn davon ernähren sich krankheitsverursachende Bakterien. Die Formel ist ganz einfach:

> Kein Zucker = keine Bakterien;
> Keine Bakterien = keine Plaque;
> Keine Plaque = keine Karies.

Doch nicht nur Karies und Parodontitis sind Folgeerkrankungen von Zucker. Unser ganzer Organismus leidet unter dem immensen Zuckerkonsum und viele schwere Krankheiten sind eine direkte Folge des Zuckers. Ich selbst esse auch Pralinen, Kuchen und Desserts, aber ausnahmslos mit gesunden, natürlichen Zuckerarten, die keine Karies verursachen. Mittlerweile gibt es nahezu jedes Produkt mit nichtkariogenen Zuckerarten, die obendrein deutlich weniger Kalorien haben. Also ein doppelter Gewinn für die Gesundheit und die Figur.

Patienten sollen also ihre Zahngesundheit selbst in die Hand nehmen und nicht auf den Zahnarzt hören?

Es geht um die Gesundheit jedes einzelnen Menschen. Diese enorme Verantwortung in die Hände Anderer zu legen, ist sicher ein schlechter Rat. Niemand käme auf die Idee seinem Zahnarzt eine Kontovollmacht zu erteilen. Warum also gibt man ihm eine Vollmacht über den eigenen Körper und die eigene Gesundheit?

Also appellieren Sie an mehr Eigenverantwortung?

Ja, doch nicht nur mehr Eigenverantwortung. Patienten müssen sich emanzipieren. Patienten ist nicht klar, dass sie die zahlenden Kunden sind und der Zahnarzt nur ein Dienstleister, der die Wünsche des Patienten zu erfüllen hat. Nicht der Zahnarzt darf über Behandlungen und Therapien entscheiden, sondern der Patient bestimmt, wie, was und ob behandelt wird. Andernfalls wäre es – juristisch gesehen – Körperverletzung. In Zahnarztpraxen ist aber nicht der Kunde der König, sondern der Zahnarzt bestimmt, was gemacht wird und verdient damit sein Geld. Dass das nicht gutgehen kann, sehen wir bei 95 Prozent der Bürger. Man muss sich nicht behandeln lassen, sondern man will sich behandeln lassen. Es gibt schließlich kein Gesetz, welches völligen Gehorsam gegenüber seinem Dentisten vorschreibt; auch wenn Kollegen dies sicher begrüßen würden. Dass die Patienten die volle Entscheidungsgewalt haben, ist vielen nicht bewusst.

Patienten sollten also auf den Tisch hauen?

Ja, die alte Volksweisheit „Wer zahlt, schafft an!" sollte man sich verinnerlichen, denn durch Obrigkeit- und Arzthörigkeit tut man seiner Gesundheit ganz sicher keinen Gefallen.

In Ihrem Buch „Zahnarztlügen – wie Sie Ihr Zahnarzt krank behandelt" schreiben Sie von einer „kugelsicheren" Prophylaxe. Also nie wieder Karies?

Ja, nie wieder Karies und Parodontitis und das völlig ohne Zahnarzt. Das ist der einzige Weg, um ein Leben lang gesund zu bleiben oder zu werden.

Interview vom 02. Juli 2010
übersetzt von Solveig Nyström

Das sollten Sie Ihren Zahnarzt fragen!

In keinem medizinischen Bereich ist die Aufklärung der Patienten derart schlecht wie in der Zahnmedizin. Patienten erfahren meist nichts, von der bevorstehenden Behandlung, die sie nicht nur viel Geld, sondern meist auch die Gesundheit kostet.

Daher sollten Patienten immer mehrere Zahnarztmeinungen einholen und sich nicht auf nur eine Diagnose verlassen, denn: Eine deutschlandweite Untersuchung brachte das erschreckende Ergebnis: 70 Prozent aller zahnärztlichen Diagnosen sind schlichtweg falsch.

Erschreckend ist zudem auch, dass Zahnärzte noch immer wissenschaftlich unumstrittene Fakten und Studien ignorieren. Ganz nach dem Motto: „Das haben wir immer schon so gemacht". Zahnärzte schrecken selbst davor nicht zurück, den Patienten schamlos ins Gesicht zu lügen.

So steht heute zweifelsfrei fest, dass eine – gerne angepriesene – professionelle Zahnreinigung keinerlei positiven Effekt auf die Zahngesundheit hat, ebenso die Anwendung der Zahnseide.
In keiner einzigen Studie konnte nachgewiesen werden, dass die routinemäßige Empfehlung der Zahnseide der Gesundheit des Patienten wirklich hilft. Vielmehr ist davon auszugehen, dass bestimmte Mundhygienemaßnahmen den Zähnen schaden und erst die Tür für Karies und Parodontitis öffnen.

Sollten Sie trotz der Lektüre von „Zahnarztlügen" und „Zahngesund" Ihre Gesundheit weiterhin in die Hände eines Zahnarztes legen wollen,

sollten Sie vor jeder Behandlung den Kostenvoranschlag prüfen und folgende Fragen schriftlich Ihrem Zahnarzt stellen. Schließlich haben Sie als zahlender Kunde ein Recht auf eine lückenlose Aufklärung.

1. Wie lautet die exakte Diagnose?
2. Weshalb raten Sie zu der von Ihnen vorgeschlagenen Behandlung bzw. Operation?
3. Welche Risiken gehen mit der Behandlung bzw. Operation einher? (Bitte vollständige Auflistung aller direkten und indirekten Risiken unter Berücksichtigung aller relevanten, medizinischen Faktoren vor, während und nach dem Eingriff)
4. Wie oft haben Sie diese Behandlung / Operation bereits durchgeführt?
5. Wie oft traten leichte, mittlere und schwere Komplikationen bei den von Ihnen durchgeführten Behandlungen auf?
6. Auf welche wissenschaftliche Basis gründen Sie den Nutzen und die Notwendigkeit der Behandlung? (Bitte nennen Sie uns mind. drei internationale Groß-Studien oder Übersichtsarbeiten)
7. Gibt es Langzeiterfahrungen (> 10 Jahre) zu dieser Methode?
8. Welche Sicherheit habe ich, dass das Ergebnis Ihrer Behandlung unseren medizinischen, gesundheitlichen und ästhetischen Ansprüchen entspricht, und dass das von Ihnen in Aussicht gestellte Ergebnis eintritt?
9. Welche Alternativen sehen Sie zu dieser Behandlung?

Dieser Fragenkatalog empfiehlt sich bei jeder Behandlung, auch wenn es sich nur um einen vermeintlich kleinen Routineeingriff handelt, denn die wissenschaftliche Basis fehlt auch heute noch weitgehend in der Zahnheilkunde.

Bei einem Test der Autoren wurden diese Fragen 100 Zahnärzten gestellt. 78 Zahnärzte haben nicht geantwortet, 15 Zahnärzte haben die Fragen nur teilweise und/oder falsch beantwortet. Vier Dentisten baten um Bedenkzeit und meldeten sich nie wieder und nur 3 Zahnärzte beantworteten die Fragen korrekt und nach aktuellem Stand der Forschung. Alle 100 Zahnärzte hätten jedoch gerne behandelt, doch wenn es um Grundlagen, Sinn und Unsinn einer Behandlung geht, wurden die Herren Zahndoktoren sehr schnell sehr leise. Wird Ihr Zahnarzt diese Fragen beantworten?

Die 10 größten Zahnarztlügen

- Karies ist nicht heilbar
- Zähneputzen hilft gegen Karies
- Man muss zum Zahnarzt
- Professionelle Zahnreinigungen schützen vor Karies und Parodontitis
- Zahnseide schützt vor Zahnzwischenraumkaries
- Weisheitszähne können die Frontzähne verschieben
- Füllungen schützen vor Karies
- Bleaching und Weißmacherzahncremes sind unschädlich
- Zähne gehen im Alter eines Tages sowieso verloren
- Karies und Parodontitis lassen sich nicht vermeiden

Schlusswort

von Dr. Lars Hendrickson

Wie bereits in unserem Buch „Zahnarztlügen – wie Sie Ihr Zahnarzt krank behandelt" prophezeit, ging wenige Wochen nach der Veröffentlichung ein Aufschrei durch die Zahnärzteschaft. Es war von Angriff, Anti-Zahnarztkampagne, Kriegserklärung, Hetzjagd und Nestbeschmutzung die Rede. Einige Kollegen stellten sogar öffentlich die Frage, ob ein derartiges Buch überhaupt erscheinen darf und nicht verboten werden kann. Doch nicht nur Zensur und „Buchverbrennungen" erachten die Kollegen als geeignetes Mittel, um die Wahrheit zu unterdrücken: Auf einer Internetseite schreckte man selbst vor Morddrohungen gegen die Autoren nicht zurück: „Wenn ich könnte, würde ich Euch die Schädel einschlagen" war in großen Lettern zu lesen. Die Internetseite wurde zwischenzeitlich aus dem Netz genommen; die Staatsanwaltschaft ermittelt. Die selbst ernannten „Götter in Weiß" werden schnell kritikunfähig, wenn sie befürchten müssen, dass die Grundpfeiler ihrer „Heilkunde" wegbrechen. Schließlich geht es – alleine in Deutschland – um 12 Milliarden Euro jährlich. Wen kümmert, angesichts dieser Zahlen, schon das Wohl der Patienten?

Ein Zahnarzt meinte auf einer Krisensitzung: „Ich habe ja nicht grundsätzlich etwas gegen das Buch, allerdings hätte Hendrickson seine Kritikpunkte intern in einer sachlichen Diskussion äußern sollen." Interne Diskussionsrunden und Konferenzen über die Qualität der „Zahnheilkunde" gibt es seit Anbeginn der Zahnmedizin. Geändert haben diese illustren Treffen für die geplagten Patienten nichts.

Kritik an der Zahnärzteschaft ist nicht neu, doch bislang gelang es Dentisten und ihren Lobbyisten stets unangenehme Wahrheiten „intern" zu regeln.

Man stört sich auch an der „Sprache des Patienten", die wir für unsere Bücher gewählt haben, schließlich verschanzen sich Dentisten gerne hinter einer imaginären Mauer an Fachbegriffen, damit die Wichtigkeit ihrer Zunft unterstrichen wird und es dem Patienten nicht möglich ist, das heillose System zu durchschauen.

Ein Leser von „Zahnarztlügen" brachte es auf den Punkt:

„Der Sockel der Zahnmedizin bröckelt. Die Zahl der Kritiker an dem Schalten und Walten der Zahnärzte wird – Gott sei Dank – immer größer! Zulange haben Patienten bedingungslos in den Ärzten die Halbgötter in Weiß gesehen und ehrfürchtig zu ihnen aufgeschaut und jede Behandlung nur stumm abgenickt und über sich ergehen lassen. Eine zahnärztliche Diagnose anzuzweifeln galt schon fast als Blasphemie."

Als Leser wissen Sie nun, wie einfach es ist zahngesund zu leben und Karies und Parodontitis selbst zu heilen. Dafür brauchen Patienten die Nachfahren der Zahnbrecher schon lange nicht mehr.

Und auch in diesem Buch wage ich einen Blick in die Kristallkugel: Patienten werden kritischer, sie werden sich immer mehr emanzipieren und ihre Gesundheit selbst in die Hand nehmen. Die Zahnärzteschaft wird weiter lautstark toben und auf ihre verwerflichen, patientenverachtenden Therapien und ihre unmoralische Einnahmequelle beharren. Man könnte fast von einer neuen Zahnarztangst sprechen, diesmal allerdings nicht bei den Patienten, sondern den Behandlern, die fürchten müssen, dass die Patienten künftig wegbleiben.

Wenn es Zahnärzten an Argumenten und Fakten fehlt, wird den Lochbohrern jedes Mittel recht sein. Auf Lügen werden weitere Lügen folgen, nur um Patienten in einem System gefangen zu halten, das sie krank macht. Doch spätestens, wenn das letzte Wartezimmer verwaist ist und der letzte Behandlungsstuhl leer bleibt, dann werden auch die Ewig-gestrigen einsehen: Die Zahnmedizin ist gescheitert.

Alles Gute!
Ihr Lars Hendrickson

„Zahnarztlügen – wie Sie Ihr Zahnarzt krank behandelt"

Der Bestseller von den Autoren
Dorothea Brandt und Dr. Lars Hendrickson

Ein Buch, das Sie vor dem nächsten Zahnarzttermin lesen sollten! Trotz moderner Zahnmedizin, Zahnbürste und Fluorid haben 95 Prozent der Deutschen die Krankheit Karies. Fast die Hälfte leidet an Parodontitis. Warum haben Sie Löcher im Zahn? Warum sind Sie krank?

Für die meisten Menschen steht zweimal im Jahr ein Zahnarztbesuch im Terminkalender. Die Meisten leiden dennoch an Karies und Parodontitis. Kann das wirklich nur auf mangelnde Mundhygiene zurückzuführen sein, oder versagt die Zahnmedizin?

Dieser Frage ging die Medizinjournalistin Dorothea Brandt nach und recherchierte über zwei Jahre in deutschen Zahnarztpraxen. Das erschreckende Ergebnis: „Die Zahnmedizin macht uns krank und hält uns krank. Denn: Je schlechter die Zahnmedizin, desto besser verdient der Zahnarzt."

Die Journalistin Dorothea Brandt und der Arzt Lars Hendrickson beleuchten eine heillose Zahnmedizin und zeigen, wie Sie sich davor schützen können.

„Zahnmedizin ist riesiger Behandlungsfehler"
(Die Welt)
„Zahnärzte behandeln Patienten krank"
(Shortnews)
„Zahnerkrankungen sind kein unabwendbares Schicksal"
(Berliner Morgenpost)
„So halten Zahnärzte ihre Patienten krank"
(Markenpost)

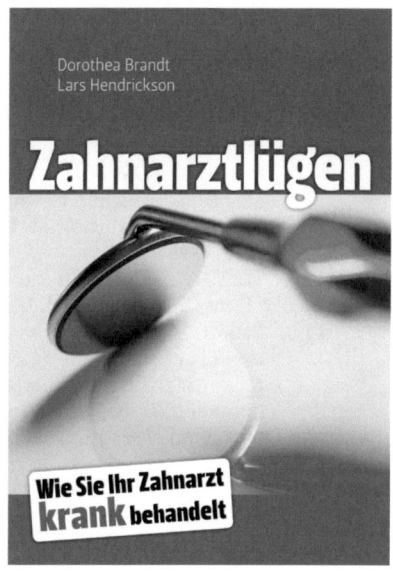

Dorothea Brandt und
Lars Hendrickson
„Zahnarztlügen – Wie Sie
Ihr Zahnarzt krank behandelt"
ISBN: 978-3-8391-5648-3

Anmerkungen:

Vorwort:

1. Hickel & Manhart 2001, Healey & Phillips 1949, Dahl & Eriksen 1978, Mjör 1985, 1992, Mjör & Toffenetti 1992, 2000, Qvist et al. 1986, 1990, Mjör & Jokstad 1993, Qvist 1993, Friedl et al. 1995, Pink et al. 1994, Mjör & Qvist 1997.
2. Derand et al. 1991/ Mäkinen

Kapitel 1

1. *Yudkin, John*: Pure, *White* and Deadly. London; New York: Penguin, 1988
2. http://www.suedzucker.de/de/Zucker/Zahlen-zum-Zucker/Deutschland/
3. http://www.blzk.de/start-pr.htm
4. Zitiert nach: http://www.spiegel.de/spiegel/print/d-67036870.html
5. http://statistik.bzaek.de/dl/df2009/df2009_6.pdf
6. Literatur beim Verfasser
7. Zitiert nach: http://www.bzb-online.de/mai10/10_11.pdf
8. Bundeszahnärztekammer-Kassenzahnärztliche Vereinigung: Vierte Mundgesundheitsstudie (DMS IV). Druckhaus Boeken, Leverkusen 2006
9. Bundeszahnärztekammer-Kassenzahnärztliche Vereinigung: Vierte Mundgesundheitsstudie (DMS IV). Druckhaus Boeken, Leverkusen 2006
10. Deinzer R., Micheelis W., Granrath W., Hoffmann T.: Parodontitsrelevantes Wissen in den Bevölkerung der Bundesrepublik Deutschland, Ergebnisse einer Repräsentativerhebung. IDZ 2008
11. Bundeszahnärztekammer-Kassenzahnärztliche Vereinigung: Vierte Mundgesundheitsstudie (DMS IV). Druckhaus Boeken, Leverkusen 2006
12. Steiner M, Menghini G, Curilovic Z, Marthaler T: Kariesbefall der Schüler der Stadt Zürich im Zeitraum 1970 –1993. In: Schweiz Monatsschr Zahnmed 104: 1210, 1994
13. Rohr M, Makinson OF, Burrow MF: Pits and fissures: Morphology. ASDC J Dent Child 58: 97-103, 1991.
14. Bauroth K, Charles CH, Mankodi SM, Simmons K, Zhao Q, Kumar LD: The efficacy of an essential oil antiseptic mouthrinse vs. dental floss in controlling interproximal gingivitis: a comparative study. In: J Am Dent Assoc 134, 359-365, 2003 Zimmer S, Kolbe C, Kaiser G, Krage T, Ommerborn M, Barthel C.: Clinical efficacy of flossing versus use of antimicrobial rinses. In: J Periodontol 77, 2006, S. 1380-1385

15. Zickert I, Emilson CG, Krasse E.: effect of caries preventive measures in children highly infected with the bacterium Streptococcus mutans. In: Arch Oral Biol 27, 1982, S.781-868/ Jones CG. Chlorhexidine: Ist it still 22. a gold standart? Periodontology 2000, 15:55-62, 1997

16. Humphrey LL.: Periodontal disease and coronary heart disease incidence: a systematic review and meta-analysis. In: J Gen Intern Med. 2008 Dec;23(12):2079-86. Epub Sep 20, 2008

17. Le A et al.: Inhibition of lactate dehydrogenase A induces oxidative stress and inhibits tumor progression. Proc Natl Acad Sci U S A;107(5):2037-42, 2010

18. Zitiert nach: Mäkinen K.: Der Einsatz von Xylitol in der Kariesprophylaxe. Praxisverlag, Heidelberg, 2003

19. Attin, Hellwig, Klimek: Einführung in die Zahnerhaltung. Deutscher Zahnärzteverlag, Köln 2007

20. Zitiert nach Büchel K., Heilen Verboten – töten erlaubt, Wilhelm-Goldmann-Verlag, 2004, München, S.IX

21. http://www.blzk.de/archiv/bzb/heft10_98/9810s44.htm

22. Zitiert nach: Mäkinen K.: Der Einsatz von Xylitol in der Kariesprophylaxe. Praxisverlag, Heidelberg, 2003.

23. GUSTAFSSON, B.C., QUENSEL, C.E., SVENLANDER, L.L. et al.: The Vipeholm dental caries study. The effect of different levels of carbohydrate intake on caries activity in 436 individuals observed for five years. Acta Odontol. Scand. 11 (1954) 232-363

Kapitel 2

1. Schroeder H.: Pathobiologie oraler Strukturen. 3. Überarbeitete Auflage, Karger Verlag, Basel 1997, S.88

2. Zitiert nach: http://www.bzb-online.de/juni06/42.pdf

3. http://www.bzb-online.de/juni06/42.pdf

4. Zitiert nach: Mäkinen K.: Der Einsatz von Xylitol in der Kariesprophylaxe. Praxisverlag, Heidelberg, 2003

5. Zitiert nach Mäkinen K.: Der Einsatz von Xylitol in der Kariesprophylaxe. Praxisverlag, Heidelberg 2003

6. Lang, K.: Xylit in der oralen und parenteralen Ernährung. Schriftenreihe des Bundes für Lebensmittelrecht und Lebensmittelkunde, Heft 78, Behr's, Hamburg 1974

7. Mäkinen, K.K., Bennett, C.A., Hujoel, P.P., Isokangas, P.J., Pape, H.R., Mäkinen, P.L.: Xylitol chewing gums and caries rates: A 40-month cohort study. J Dent Res 74, 1904-1913, 1995.

8. Zitiert nach Mäkinen K.: Der Einsatz von Xylitol in der Kariesprophylaxe. Praxisverlag, Heidelberg 2003Acta Odontol Scand. 1976;34(4):179-216.

9. Mäkinen K. et al: Turku sugar studies. V. Final report on the effect of sucrose, fructose and xylitol diets on the caries incidence in man. In: Acta Odontol Scand. 1976;34(4):179-216.

10. Isokangas, P., Alanen, P., Tiekso, J., Mäkinen, K.K.: Xylitol chewing gum in caries prevention: a field study in children. In: J Am Dent Assoc. 117, 315-320, 1988

11. Hujoel, P.P., Mäkinen, K.K., Bennett, C.A., Isotupa, K.P., Isokangas,P.J., Allen, P., Mäkinen, P.-L.:The optimum time to initiate habitual xylitol gum-chewing for obtaining long-term caries prevention. In: J Dent Res 78, 797- 803, 1999
12. Zitiert nach: http://www.xylix100.ch/pdfs/XYLITOL1.htm
13. Burkhardt, D., Gülzow, H.-J.: Der Einfluss von Kaugummi auf Speichelparameter. Oralprohylaxe 25, 147-155, 2003.
14. Zitiert nach: http://www.vegi-service.ch/de/pdf/xylit.pdf
15. Förster, H.: Tolerance in the human. Adults and children. In: Counsell,J.H., Ed.: Xylitol. Applied Science Publ, London 1978
16. Wöhrl P.: Einfluss der Ernährung auf orale Strukturen und Erkrankungen. Spitta Verlag, Balingen 2008

Kapitel 3

1. Dr. Herbert Dumfahrt zitiert nach: Tiroler Tageszeitung online: www.tt.com
2. Ooshima, T., et al: Noncariogenicity of malitol in specific pathogen-free rats infected with mutans streptococci. In: Caries Res. 26: 33-7, 1992
3. Attar A., Chassard D., et al: A digestive tolerance study of maltitol after occasional and regular consumption in healthy humans. Paris, France/ April 2002.
4. Grubb T.C.: Studies on the Fermentation of Sorbitol by Oral Microorganisms. In: European Journal of Oral Sciences Volume 101 Issue 2, Pages 84 – 86 Published Online: 1 Oct 2007 / J DENT RES 1945; 24; 31
5. Kashket, S., D., P. De Paola (The Forsyth Institute, Boston, Massachusetts, USA): Cheese consumption and the development and progression of dental caries. In: Nutrition Reviews, 60 pp 97-103, 2002
6. In: Eastern Mediterranean Health Journal, Ausgabe 2/3, S. 511-513, 2000
7. Dietrich T.,Joshipura KJ., Dawson-Hughes B., et al.: Association between serum concentrations of 25-hydroxyvitamin D3 and periodontal disease in the US population. In: Am J Clin Nutr 80:108-13, 2004
8. The Vipeholm dental caries study: The effect of different levels of carbohydrate intake on caries activity in 436 individuals observed for five years. In: Acta Odontol. Scand. 11 232-363, 1954
9. The Vipeholm dental caries study. The effect of different levels of carbohydrate intake on caries activity in 436 individuals observed for five years. In: Acta Odontol. Scand. 11 232-363, 1954
10. Moynihan P.: Session C – Nutritional impact in oral health promotion. In: Oral Health Prev Dent 1 (Supplement 1), 385-402, 2003
11. Moynihan P., Lingström P., Rugg-Gunn A. J., Birkhed D.: The role of dietary control. Fejerskov O, Kidd E A M: Dental Caries. Blackwell, Munksgaard, 2003
12. Blech J.: Die Krankheitserfinder. S. Fischer Verlag, Frankfurt am Main 2003

Kapitel 4

1. Die Hopewood-House-Studie, Lilienthal et al. 1953; Goldsworthy 1958; Gilham und Lennon 1958; Goldsworthy and Spies 1958; Sullivan and Goldsworthy 1958; Sullivan and Harris 1958; Harris 1936

2. Burt BA., Szpunar SM.: The relationship between sugars intake and dental caries over three years. Int Dent J 44, 230-40, 1988

3. 1.Arnadottir IB., Rozier RG., Saemundsson SR., Sigurjons H., Holbrook WP.: Approximal caries and sugar consumption in Icelandic teenagers. In: Community Dent Oral Epidemiol 26, 115-12, 1998 2. Holbrook WP., Arnadottir IB., Takazoe I., Birkhed D., Frostell G.: Longitudinal study of caries, cariogenic bacteria and diet in children just before and after starting school. In: Eur J Oral Sci 103, 42-45, 1995 3. Jones C., Woods K., Whittle G., Worthington H., Taylor G.: Sugar, drinks, deprivation and dental caries in 14-year-old children in the north west of England in 1995. In: Community Dental Health 16, 68-71, 1999

4. Ringsdorf and Cheraskin 1962; Gaengler et al. 1986; Von der Fehr et al. 1970; Harjola and Liesmaa 1978; Jalil et al. 1983; Sidi and Ashley 1984

5. Yudkin J.: Sweet and dangerous; the new facts about the sugar you eat as a cause of heart disease, diabetes, and other killers. New York: P.H. Wyden, 1972

6. Cleave TL.: The saccharine disease; conditions caused by the taking of refined carbohydrates, such as sugar and white flour. 2nd ed. New Canaan, CT: Keats Publishing. 1975

7. Nishida M.: Calcium and the Risk For Periodontal Disease. In: Journal of Periodontology, Vol. 71, No. 7, Pages 1057-1066, 2000 und: **Hildebolt C.F:** Effect of Vitamin D and Calcium on Periodontitis. In: Journal of Periodontology, Vol. 76, No. 9, Pages 1576-1587, 2005 und: Krall E.: Calcium and Vitamin D supplements reduce tooth loss in the elderly. In: The American Journal of Medicine. Volume 111, Issue 6, Pages 452-456, 2001

8. Kleber BM., Fehlinger R.: Dental and periodontal disturbances due to magnesium deficit. In: Magnes Res; 2: 235-237, 1989

9. Fatemi S., Ryzen E., Flores J., Endres DB., Rude RK.: Effect of experimental human magnesium depletion on parathyroid hormone secretion and 1,25-dihydroxyvitamin D metabolism. In: J Clin Endocrinol Metab; 73: 1067-1072, 1991

10. Mazur A., Maier JA., Rock E., Gueux E., Nowacki W., Rayssiguier Y.: Magnesium and the inflammatory response: Potential physiopathological implications. In: Arch Biochem Biophys 458: 48-56, 2007

11. P. Meisel, C. Schwahn, J. Luedemann, U. John, H.K. Kroemer and T. Kocher: Magnesium Deficiency is Associated with Periodontal Disease: : Department of Pharmacology, Dental Clinics, Unit of Periodontology, Department of Clinical Chemistry and Laboratory Medicine, and Institute of Epidemiology, Ernst Moritz Arndt University

12. Fox CH., Ramsoomair D., Carter C.: Magnesium: Its proven and potential clinical significance. In: South Med J; 94: 1195-201, 2001

13. http://www.vz-nrw.de/UNIQ126297466112755/link21109A.html

14. Frithiof L. et al.: The relationship between marginal bone loss and serum zinc levels. In: Acta Med Scand 207(1):67-70, 198017. Harrap GJ et al.: Inhibition of plaque growth by zinc salts. In: J Periodont Res 18:634-42, 1983

15. Sobeck U., Fischer A., Biesalski HK.: Uptake of vitamin A in buccal mucosal cells after topical application of retinyl palmitate: a randomised, placebo-controlled and double-blind trial. In: BrJ Nutr 90, 69-74, 2003

16. Gonzáles JR., Herrmann JM., Francz P., Biesalski HK., Meyle J.: Effect of local vitamin A administration on experimental gingivitis. Department of Periodontology, Justus – Liebig – Universitaet, Giessen; Biochemical Institute, Universitaet Hohenheim, Stuttgart, Germany
International Academy of Periodontology (IAP) Ljubljana, Slovenia.

17. Carranza F.: Glickman's Clinical Periodontology. Philadelphia, PA, WB Saunders, 1984

18. Liede KE., Haukka JK., Saxén LM., Heinonen OP.: Increased tendency towards gingival bleeding caused by joint effect of alpha-tocopherol supplementation and acetylsalicylic acid. Institute of Dentistry, University of Helsinki, Finland.

19. Goodson, J.M., Bowles, D: The effect of alpha-tocopherol on sulcus flow in periodontal disease. In: J Dent Res 52:217, 1973

20. Journal of Periodontology August 2000, Vol. 71, No. 8, Pages 1215-1223 , DOI 10.1902/jop.2000.71.8.1215

21. Pabst MJ., Pabst KM., Collier JA.: Inhibition of neutrophil and monocyte defensive functions by nicotine. In: J Periodontol;66:1047-1055 , 1995

22. Bergström J., Blomlöf L.: Tobacco smoking major risk factor associated with refractory periodontal disease. In: Journal of Dental Research;71: 297(Abstr.1530), 1992

23. Amarasena N et. al.: Serum vitamin C-periodontal relationship in community-dwelling elderly Japanese. In: J Clin Periodontol,32(1):93-7, 2005 / Alco JJ.: Inhibition of endotoxin-induced depression of cellular proliferation by ascorbic acid. Proc Soc Exp Biol Med 164(3):248-51, 1980/ Nishida M. et al.: Dietary vitamin C and the risk for periodontal disease. J Periodontol, August 1;71(8):1215-23, 2000

24. Neiva R.F.: Effects of Vitamin-B Complex Supplementation on Periodontal Wound Healing. Journal of Periodontology, Vol. 76, No. 7, Pages 1084-1091, 2005

25. Pack AR., Thompsen ME.: Effects of topical and systemic folic acid supplementation on gingivitis in pregnancy. In: J Clin Periodontol.;7(5):402-14, 1980

26. Vogel RI. et al.: The effect of folic acid on gingival health. J Periodontol 47(11):667-8, 1976

27. Folate mouthwash: effects on established gingivitis in periodontal patients. In: J Clin Periodontol.;11(9):619-28, 1984

28. http://www.focus.de/gesundheit/ernaehrung/news/vitamin-b9-folsaeure-baut-asthma-und-allergien-vor_aid_395054.html

29. Augustin 2004; Avalos 2000

30. Pistorius A.: Efficacy of Subgingival Irrigation Using Herbal Extracts on Gingival Inflammation. In: Journal of Periodontology, Vol. 74, No. 5, Pages 616-622, 2003

31. Pistorius A., Willershausen B., Steinmeier EM., et al.: Efficacy of subgingival irrigation using herbal extracts on gingival inflammation. In: J Periodontol.;74:616-22, 2003

32. Soukoulis S., Hirsch R.: The effects of a tea tree oil-containing gel on plaque and chronic gingivitis. In: Aust Dent J. 2004;49:78-83 // Plaque: Arweiler NB., Reich E. et al: Clinical and antibacterial effect of tea tree oil – a pilot study. In Clinical Oral Invest. Volume 4, Number 2, S.70-73, 2000

33. Nagata H., Inagaki Y., Tanaka M., et al.: Effect of eucalyptus extract chewing gum on periodontal health: a double-masked, randomized trial. In: J Periodontol.;79:1378-1385, 2008
34. Krahwinkel T., Willershausen B.: The effect of sugar-free green tea chew candies on the degree of inflammation of the gingiva. In: Eur J Med Res.;5:463-467, 2000
35. Hattori M. et al. Chem. Pharm. Bull. 38. 717/ 1990/ Sakanaka, S. et al. In: Agric. Biol. Chem. 53. 2307, 1989
36. You SQ 1993
37. Gursoy UK., Gursoy M., Gursoy OV., Cakmakci L., Könönen E., Uitto VJ.: Institute of Dentistry and Department of Oral and Maxillofacial Surgery, University of Helsinki, Helsinki University Central Hospital
38. Adamkova H., Vicar J, Palasova J., et al.: Macleya cordata and Prunella vulgaris in oral hygiene products—their efficacy in the control of gingivitis. In: Biomed Pap Med Fac Univ Palacky Olomouc Czech Repub.;148:103-105, 2004
39. Gebaraa EC., Pustiglioni AN., de Lima LA., et al.: Propolis extract as an adjuvant to periodontal treatment. In: Oral Health Prev Dent.;1:29-35, 2005
40. Offord EA., Mace K., Ruffieux C., Malnoe A., Pfeifer AM.: Rosemary components inhibit benzo(a)pyrene-induced genotoxicity in human bronchial cells. Carcinogenesis 16: 2057-2062, 1995
41. Abe F., Yamauchi T., Nagao T., Kinjo J., Okabe H., Higo H., Akahane H.: Ursolic acid as a trypanocidal constituent in rosemary. Biol Pharm Bull 25: 1485-1487, 2002

Kapitel 5

1. Lindquist, B., Emilson, C.G.: Colonization of streptococcus mutans and streptococcus sorbrinus genotypes and caries development in children to mothers harbouring both species. Caries Res 38, 95-103, 2004.
2. so die Ergebnisse einer Emnid Umfrage: Wie Deutschland vorbeugt im Auftrag von Colgate und der Bundeszahnärztekammer 2004 mit insgesamt 1.065 Personen
3. Beske Studie: „Bedarfsgerechte Gesundheitsversorgung bei begrenzten Mitteln". Institut für Gesundheits-System-Forschung Kiel 2010
4. zitiert nach Bild.de
5. K. Büchel Heilen Verboten – töten erlaubt S.12 Wilhelm-Goldmann Verlag, 3. Auflage München 2004
6. nach Süddeutscher Zeitung: Fahrendes Gewerbe, Hübner B. von 02.06. 2004
7. zitiert nach: Bayrisches Zahnärzteblatt 12, 1998, S. 25-29
8. Hübener F, www.stern.de: Teure Zahnbehandlung, Extrawurst mit Extrapreis
9. Hübener F, www.stern.de: Teure Zahnbehandlung, Extrawurst mit Extrapreis
10. Zitiert nach: Internetseite www.prodente.de